健康ライブラリー　イラスト版

大動脈瘤と大動脈解離がよくわかる本

東京慈恵会医科大学血管外科教授
大木隆生　監修

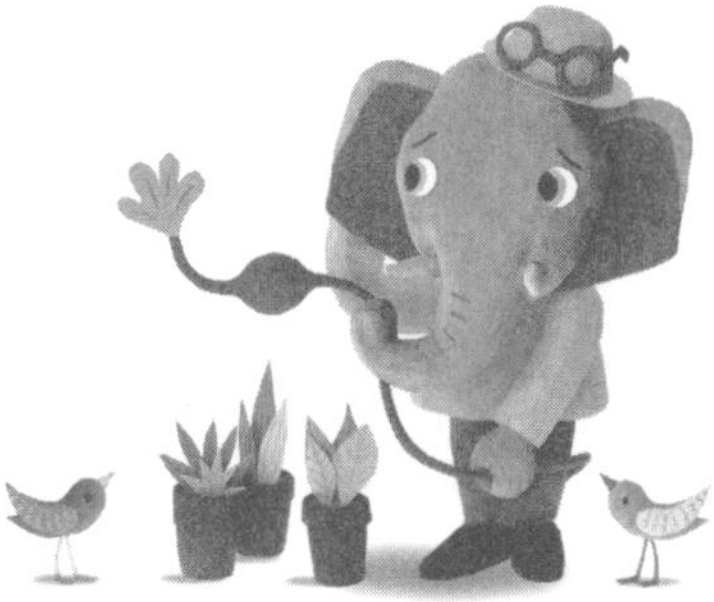

講談社

はじめに

大動脈瘤《だいどうみゃくりゅう》は、体の最も太い血管「大動脈」の一部がふくらんでこぶができる病気です。大動脈解離《だいどうみゃくかいり》は大動脈が突然裂ける病気で、解離した血管がふくらむとやがて大動脈瘤になります。どちらも動脈硬化が大きな原因で、背景には高血圧をはじめとする生活習慣病があります。加齢とともに起こりやすいため、高齢化に伴って近年患者数が増加しています。

　根本的な治療は手術しかありませんが、こぶが小さいうちは薬で治療します。患者さんにとっては、手術が済むまでは破裂を心配しながらの神経質な日々が続きます。

　ときには「こぶが小さいうちに手術したほうが、気が楽」「若くて体力があるうちに手術を受けたい」などと言われることもあります。手術をすべきサイズは、手術に伴う益と害をはかりにかけて、科学的な根拠を元に決まっています。手術が必要ないサイズなら、破裂する可能性は低く、わずかとはいえリスクを伴う手術は受けるべきではありません。

　手術が必要になると、手術を受けるかどうか、手術方法をどれにするかでよく悩まれますが、信頼できる心臓・血管外科医がベストと思える治療を受けるのがよいと思います。

　私のところには、手術が必要だけれど、ほかの医療機関では難しくて手術が受けられない患者さんも、全国からいらっしゃいます。そのお気持ちは、想像を絶します。幸い大動脈の病気は良性疾患ですので、手遅れや手術不能ということはほとんどなく、必ず治療法があります。私たちは新しい手術方法や手術器具の研究開発も怠っていません。

　本書は、診療ガイドラインをもとに、患者さんにわかりやすいように図をたくさん用いて病気や治療法を解説し、最新治療も紹介しています。読者の皆さまの不安や心配が少しでも和らぎ、よりよい治療が受けられるようになれば幸いです。

東京慈恵会医科大学　外科学講座統括責任者
血管外科教授
大木 隆生

大動脈瘤と大動脈解離がよくわかる本

もくじ

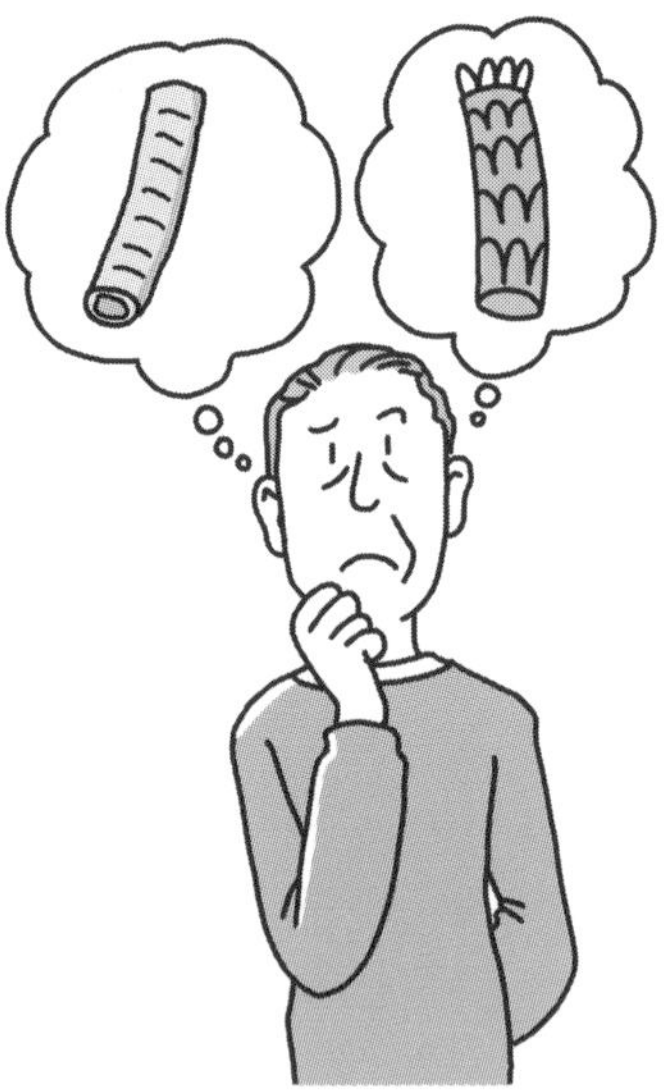

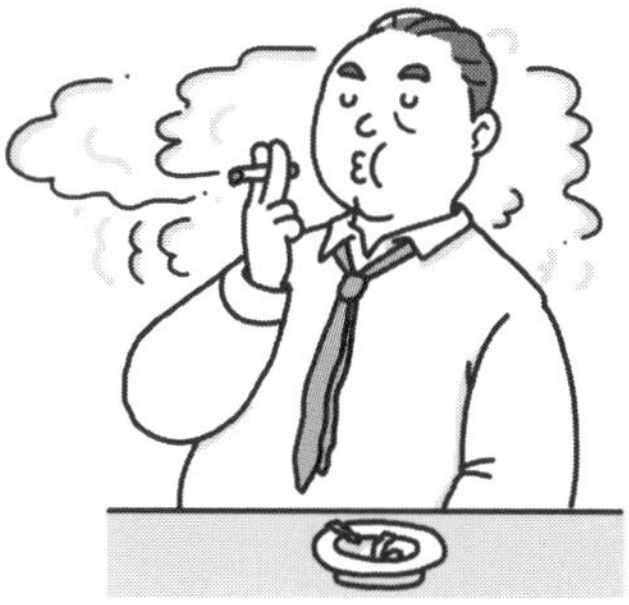

第2章 太い血管が裂ける「大動脈解離」

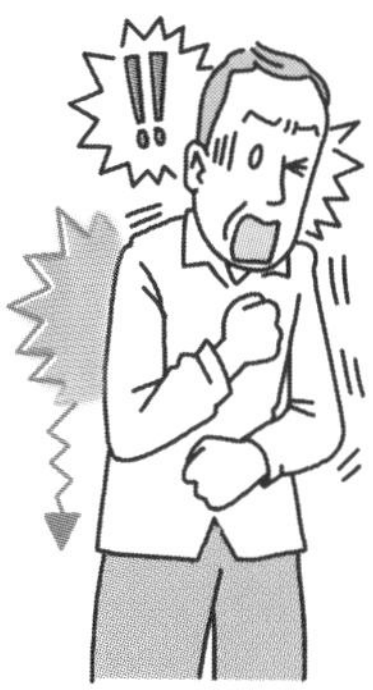

第3章 薬と生活の工夫で進行を防ぐ

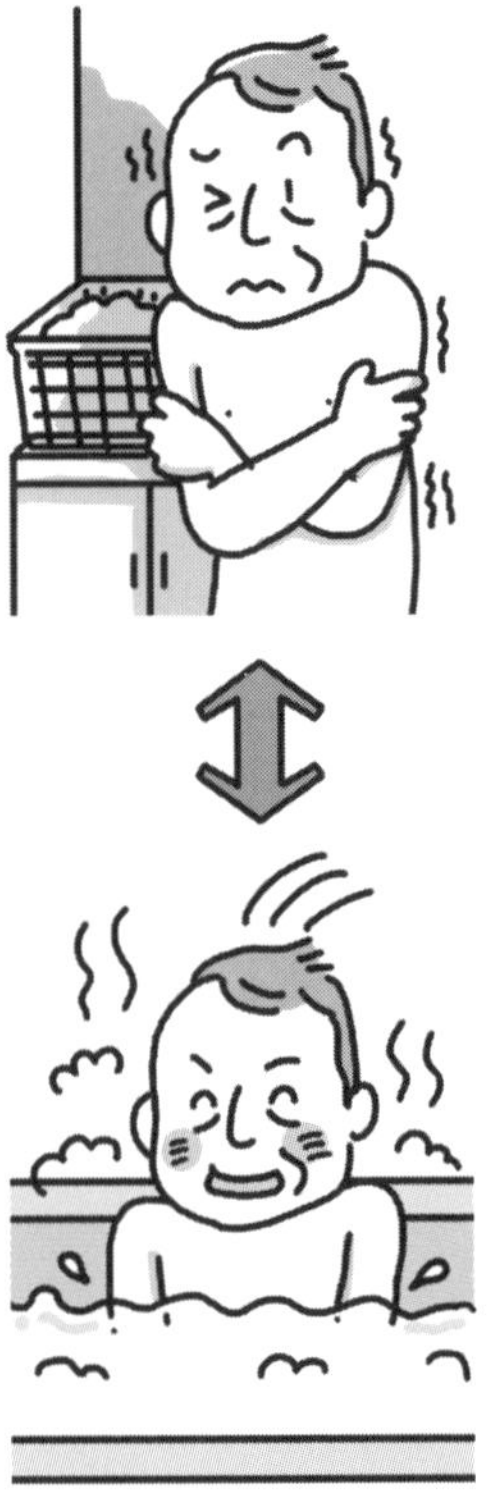

第４章　破裂する前に手術で根本治療を

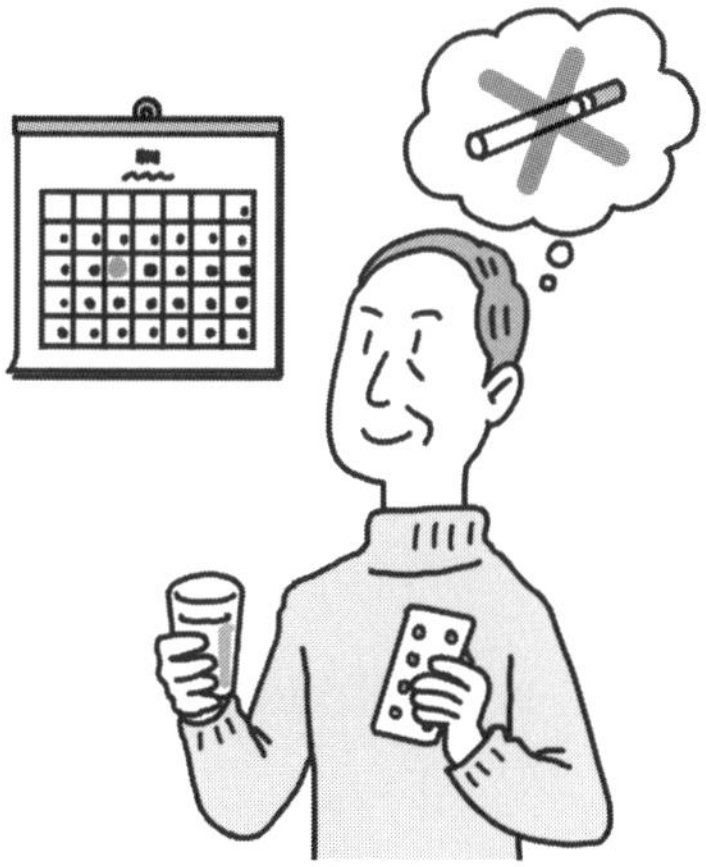

ドクターに聞きたい!

大動脈瘤と大動脈解離の不安を解消するQ&A

症状もないのに突然大動脈瘤と診断されると、不安になるものです。一方、大動脈解離は突然発症しますから、患者さんも家族も混乱し、今後が心配になります。正しい知識を身につけて不安を解消しましょう。

▼大動脈瘤について

Q すぐ破裂する?

A 大動脈瘤は、血管にこぶができる病気です。風船に似ていて、ふくらみが小さければあまり破裂しませんが、大きくなるほど破裂しやすくなります。血管も同じで、こぶのサイズで破裂しやすさがわかります。健康な大動脈は直径2～3cmですが、5～6cm以上になると破裂しやすくなります。

Q 薬で小さくなる?

A 残念ながら、一度こぶができると、薬では小さくなりません。

しかし、風船に息を吹き込まなければ大きくならないように、血圧を下げることでこぶの拡大を防いだり拡大速度を下げたりすることが期待できます。

血圧をできるだけ正常値まで下げ、定期的にこぶをチェックします。高齢の人は血圧の下がりすぎに注意が必要です。

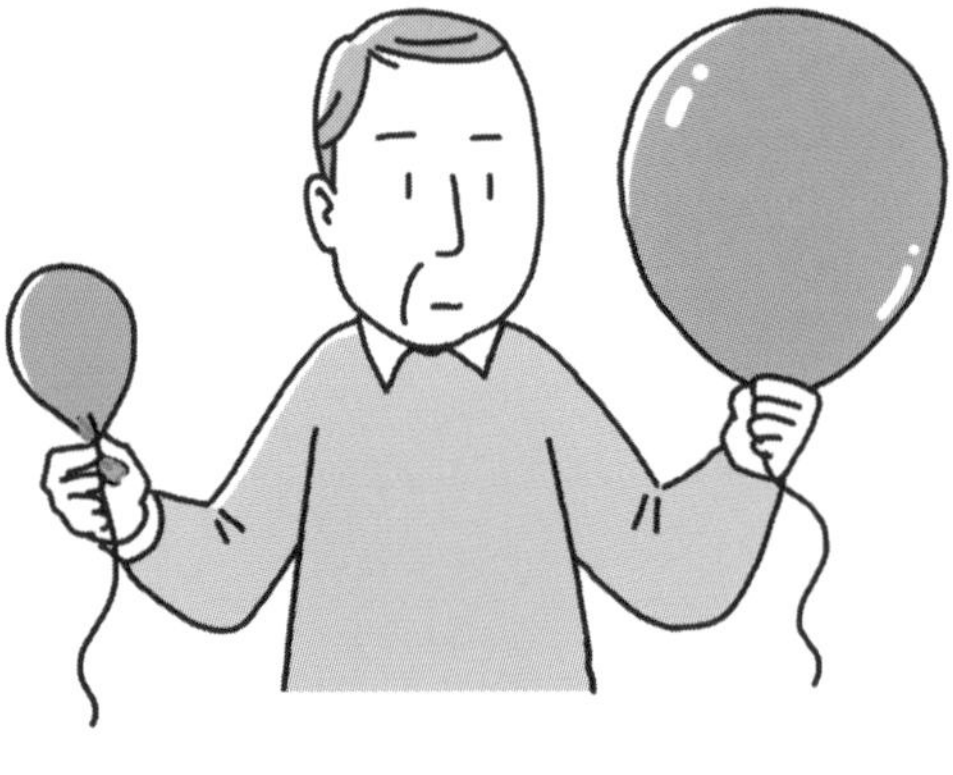

風船も大きくなるほど破裂しやすい。薬でこれ以上大きくならないようにする

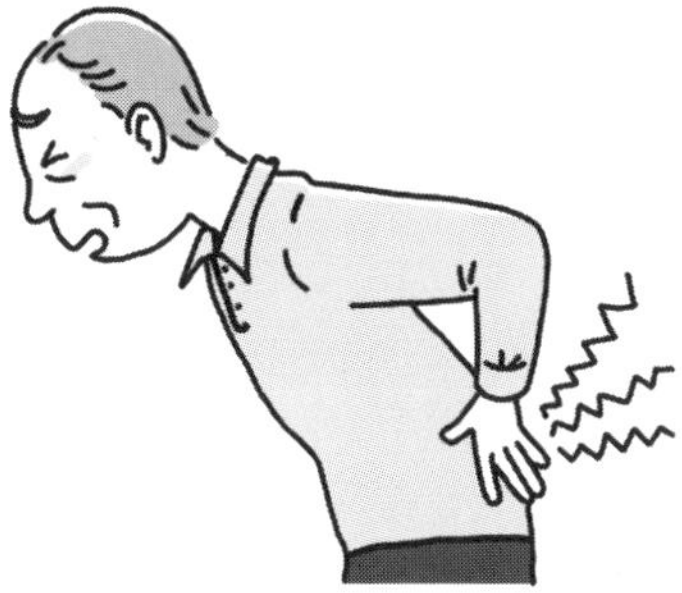

胸やおなかの拍動するような痛みは、破裂のサイン。ギリギリまで症状はほとんどない

Q 症状がないのに手術が必要なの？

A 大動脈瘤の怖さは、こぶがあるだけでは症状がほとんどないのに、破裂すると命にかかわるということ。破裂する前に手術を受けることが重要です。破裂前の手術の死亡率は、部位によりますが1～5%で、安全な手術といえます。

Q 70歳ですが手術は受けられる？

A 何歳でも手術は受けられます。手術には主に2つの方法があり、そのうちのステントグラフト治療という手術は体への負担が少ないので、90歳の患者さんが受けることも珍しくありません。年齢よりも、体の状態やこぶの大きさと位置などが重要です。

Q こぶが小さいうちに手術を受けたい……

A 大動脈瘤は、破裂しなければ日常生活に支障をきたしません。しかし手術には、下半身マヒなどの合併症を起こす可能性があります。手術を受けて合併症が起こった場合、残りの人生を合併症とともに送ることになります。

大動脈瘤の手術は、長年の研究をもとに破裂と手術のリスクを比較して、手術すべきタイミングが全国共通で決まっています。それを決める最大の要因が、こぶのサイズなのです。

Q いったん手術したら一生安心？

A 車にも車検があるように、体に人工物を入れたら定期的にチェックを受けたほうが安心です。

また、一度大動脈瘤ができたということは、動脈全体がもろくなっている可能性があります。手術を受けた部分は問題なくても、ほかの部位に新たなこぶができるかもしれません。

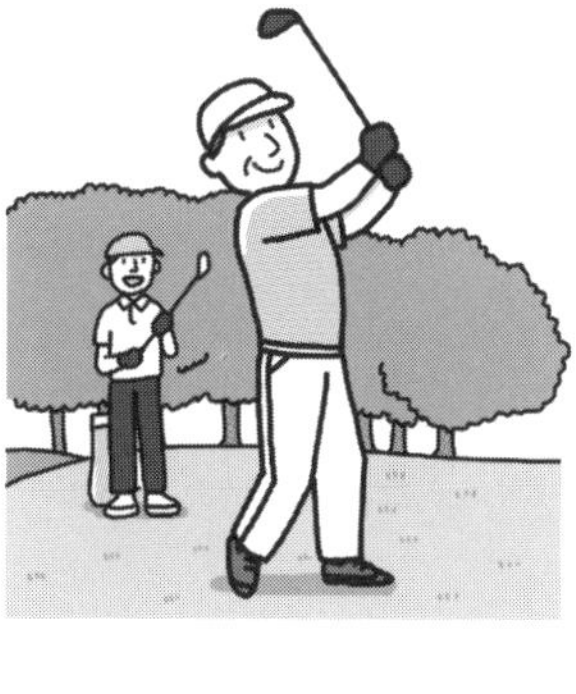

こぶがあっても、ゴルフ程度の運動は問題ない。術後は、運動の制限はなくなる

▼大動脈解離について

Q 薬だけの治療で大丈夫なの？

A P7にもありますが、大動脈の手術にはリスクがあります。手術が必要かどうかは、解離のタイプや体の状態から判断します。

当てはまらなければ、薬で血圧を下げ、発症後しばらくは絶対安静です。血管の破裂や解離範囲の拡大などを防ぎ、ときには解離が治ることもあります。

Q 大動脈瘤との違いは？

A 大動脈解離は血管が裂ける病気で、発症時に激痛が起こり命にも危機が及びます。一方大動脈瘤は、自覚症状がほとんどありません。解離した血管がふくらんで、こぶになったものを解離性大動脈瘤といい、大動脈解離とは区別しています。

Q 退院後の運動は？

A 手術で解離が治っていれば、特に制限はありません。年齢に応じた運動をしましょう。

解離した血管が残っている人は、血圧に注意が必要です。運動は適度にすべきですが、あまり血圧が上がりすぎない、おだやかな運動がよいでしょう。治療や経過によって注意点が異なりますので、主治医の指示を守ってください。

大動脈解離の重症度や将来の経過は、個人差が大きい。経過がよければ仕事に復帰できることも

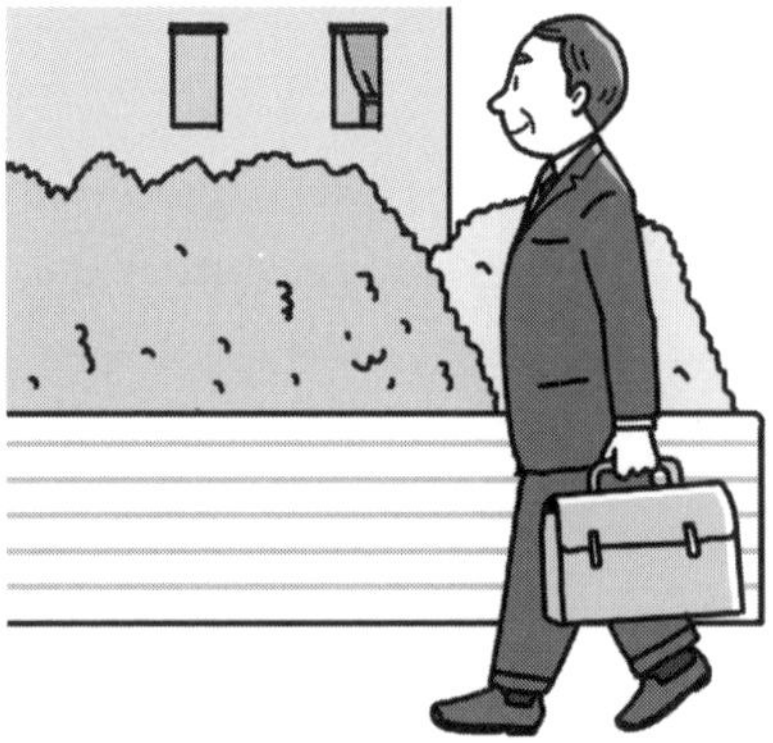

Q 今後手術が必要になる可能性は？

A 検診と薬だけで済む人もいますが、解離した血管はもろいため、多くは時間とともにふくらんできます。ふくらんでも症状はないので、定期的に検診を受けることが重要です。解離性大動脈瘤になったら、大動脈瘤と同じように手術が必要になります。

第1章

太い血管にこぶができる「大動脈瘤」

「大動脈」は体の中心を走る、最も太い血管で、
東名高速や新幹線が「大動脈」と呼ばれるゆえんです。
大動脈にできるこぶが「大動脈瘤」です。
自覚症状はほとんどなく、多くは健診などで気づきます。
破裂すると命にかかわるので、治療や診察を続けることが重要です。

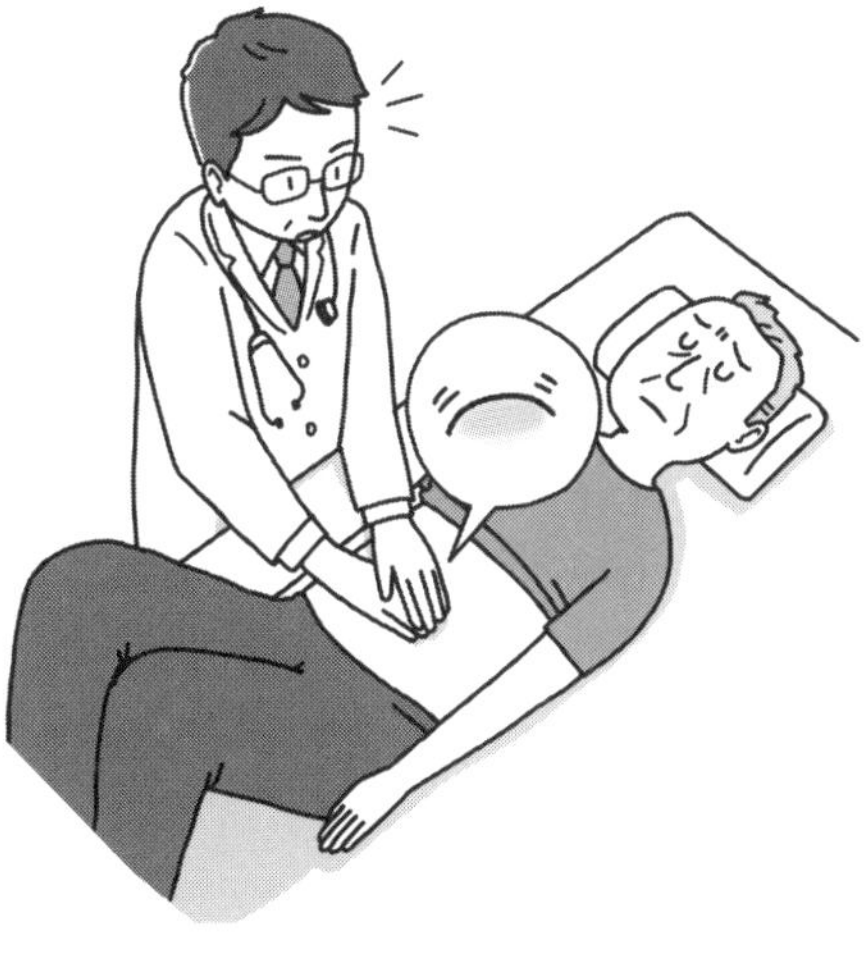

大動脈瘤とは

体の最も太い血管にこぶができる

動脈は、心臓から全身へと血液を運ぶ重要な血管です。なかでも「大動脈」は最も太い血管で血流量も多いため、異常が生じると命にかかわります。

血管の壁が弱くなり、血圧を受け止められなくなる

心臓から送り出された血液は、胸とおなかを走る大動脈に流れ込みます。このとき大動脈の壁には強い圧力（血圧）が加わりますが、血圧を受け止められるようにしなやかで弾力があり、丈夫にできています。

しかし、加齢による動脈硬化などで、血管壁が弱く、もろくなることがあります。すると、金属疲労のように弱くなった部分に「こぶ」ができて「動脈瘤」となるのです。徐々にこぶがふくらむと、破裂しやすくなります。大動脈瘤破裂は致死率がとても高く、危険な状態です。

大動脈とこぶ

大動脈は胸からおなかにかけて走る血管で、体の中で最も太く、心臓に直結しています。心臓から送り出された血液は、すべてここを通過し、枝分かれして全身に届けられます。大動脈にできる動脈瘤を「大動脈瘤」といいます。

太さ

部位	胸	おなか
正常な大動脈	約3cm	約2cm
大動脈瘤	4.5cm以上	3cm以上

健康な人の大動脈は、胸部で直径約3cm、腹部では直径約2cm。大動脈の一部がふくらんで、通常の1.5倍以上の太さになると大動脈瘤と診断されます。いったんこぶができると、徐々に大きくなります。

役割 血液を受け止め、全身へ送る

圧力がある程度強くないと、全身に血液を届けることができません。大動脈には、心臓から血液が押し出されるたびに、100mmHg以上の強い血圧が加わっています。血圧が高くなるほど、大動脈が受けるダメージも強くなります。

位置

始まりは心臓の出口

大動脈は、心臓の左心室の出口に直結した「胸部大動脈」から始まります。胸部大動脈は、まず上向きに伸び、脳と両腕の動脈へと分かれます。さらに下行して、おなかへと伸びています。

終わりは脚への血管の分かれ目

横隔膜から下の大動脈は「腹部大動脈」です。腹部大動脈は腎臓などへの動脈に分岐しつつ、腎臓の下部で左右の脚の動脈に分かれる部分まであります。

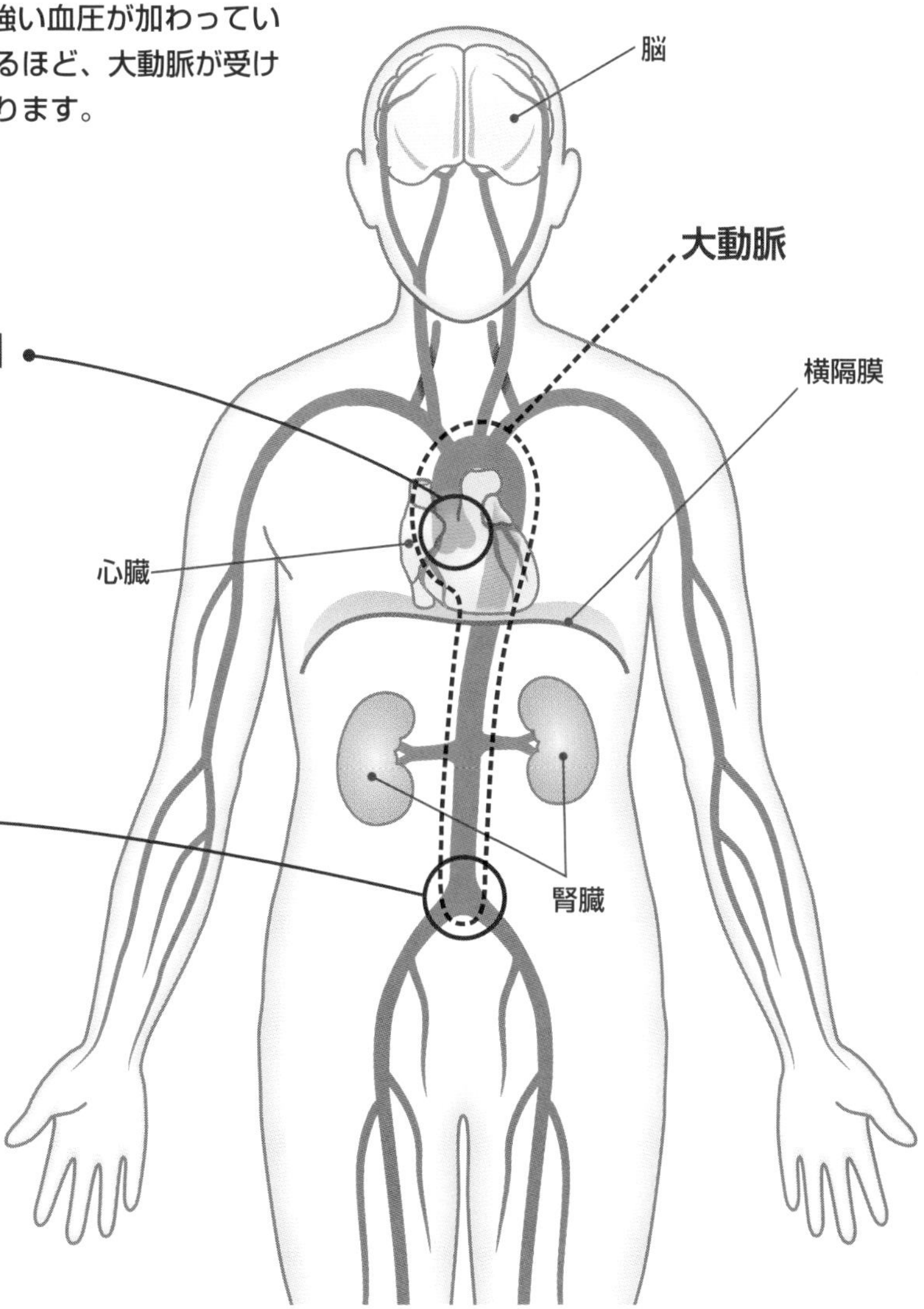

見つかり方

症状がないので、多くは健診で偶然見つかる

大動脈瘤は命にかかわる怖い病気でありながら、自覚症状はほとんどありません。破裂前に発見された人の多くは、健診やほかの病気の検査などで偶然見つかったものです。

自覚症状がほとんどない

大動脈瘤は自覚症状がないため、検査を受けなければ気づくことはほとんどありません。こぶができた位置や大きさによっては、痛みや息苦しさ、声のかすれなどが起こることもありますが、症状はあてになりません。

健康診断や人間ドック

胸部大動脈瘤は、健診や人間ドックなどで胸のエックス線検査を受けたときに見つかることがあります。腹部大動脈瘤はエックス線検査では見つけにくいですが、CT検査や超音波検査で発見できます。

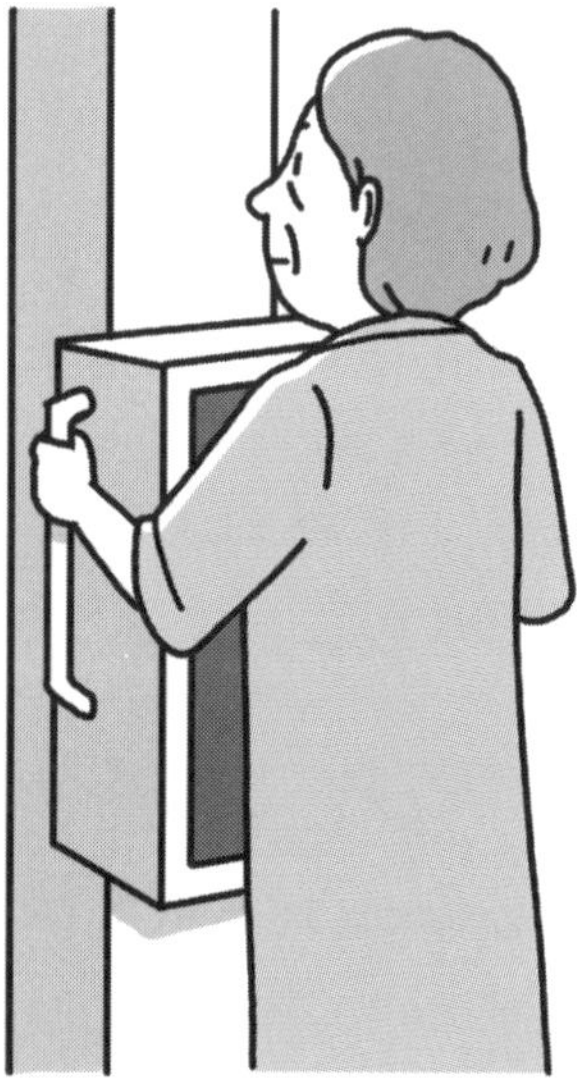

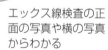

エックス線検査の正面の写真や横の写真からわかる

症状のない「サイレントキラー」

「サイレントキラー」と呼ばれる病気はさまざまありますが、大動脈瘤の危険度は特に高く、破裂した場合の死亡率は九〇パーセントにも上ります。

危険な病気になる理由は、自覚症状が少ないためです。痛みがある、こぶに触れるなどして見つかることもありますが、すでに進行した状態です。

破裂前に見つかるものの多くは、健康診断や人間ドックなどでエックス線やＣＴ検査で偶然に発見されます。幸いにも発見できれば、破裂する前に治療が可能です。

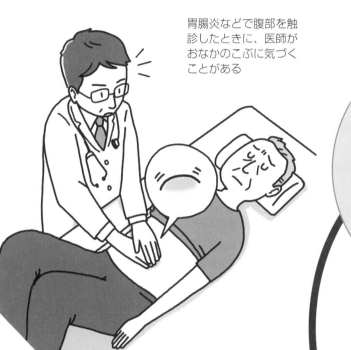

胃腸炎などで腹部を触診したときに、医師がおなかのこぶに気づくことがある

ほかの病気の治療や検査

別の病気で、腹部の触診やCTなどの検査を受けたときに、こぶが偶然見つかることがあります。こぶが大きくなると、やせた人ではおなかの、脈を打つようなふくらみに気づくこともあります。

要精密検査

エックス線やCTなどで動脈瘤が疑われるこぶが偶然発見された場合、すみやかに血管外科・心臓外科などの専門医を紹介してもらい、受診します。専門医のもとで、くわしい検査と診断を受けましょう。

専門医のもとでくわしい検査を受ける(→P18)

原因①

こぶの多くが動脈硬化によるもの

こぶができる原因はいくつかありますが、最も重大な危険因子は動脈硬化です。血管のしなやかさが失われ、金属疲労のようにもろくなる影響で、こぶができやすくなります。

約8割が動脈硬化

こぶができる原因の約8割は動脈硬化です。動脈硬化は加齢に伴うものですが、生活習慣病や喫煙によって悪化のスピードが速くなります。

健康な大動脈

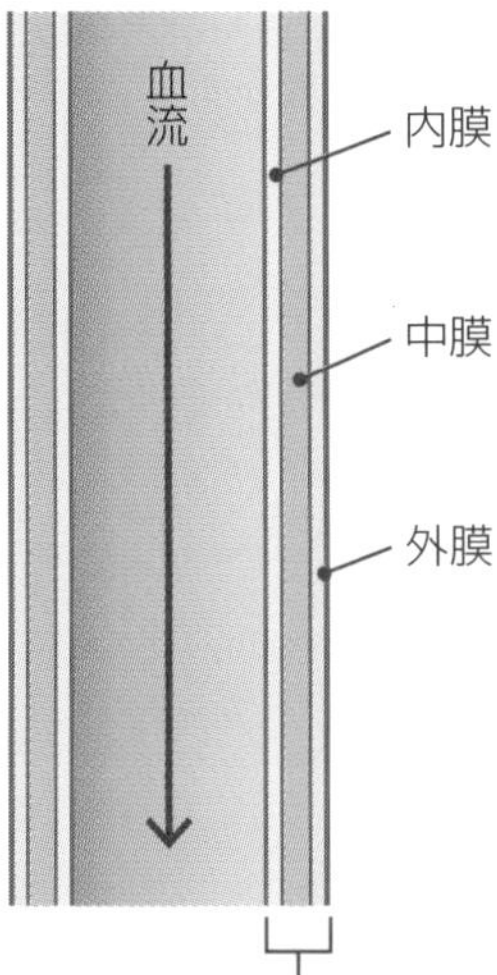

血管壁の厚さは、大動脈では2mm程度

動脈は3層構造で、外側から順に外膜、中膜、内膜があります。大動脈瘤は、3層構造のいずれかが傷ついて、血管壁がもろくなることで起こります。

長年の生活習慣の影響で血管が徐々にふくらむ

大動脈瘤になる患者さんは四〇〜五〇歳代から増えはじめ、七〇歳代以上が最も多くなります。男性に多い病気ですが、女性にも起こります。

こぶができる最大の原因は、動脈硬化です。特に、血管にプラーク（粥腫《じゅくしゅ》）がたまるタイプの「アテローム性動脈硬化」があると、こぶができやすくなります。

動脈硬化は加齢によってだれにでも起こりますが、喫煙のほか、高血圧や脂質異常症、糖尿病などの生活習慣病があると進行が速くなります。

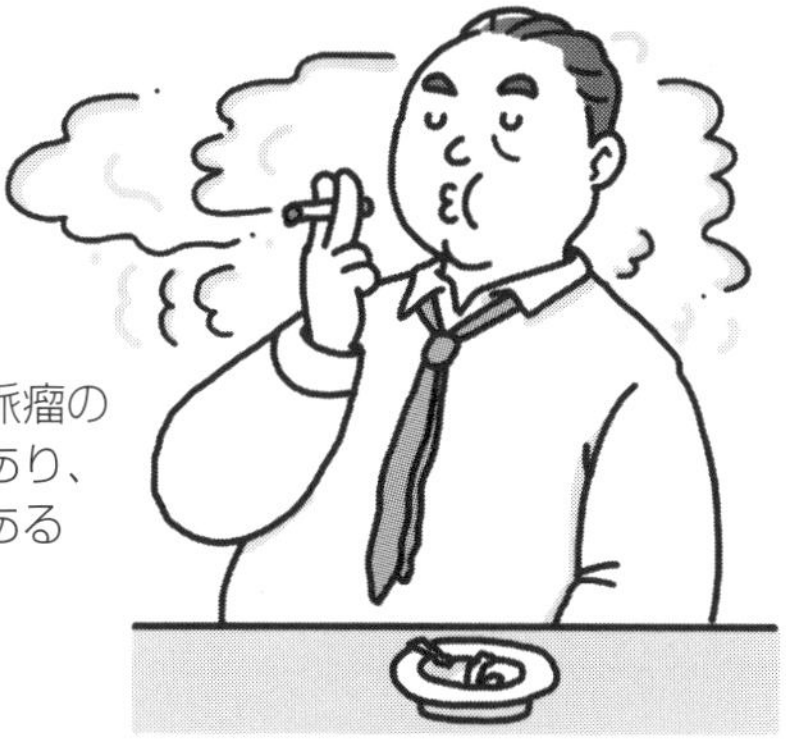

タバコは大動脈瘤の発生因子でもあり、破裂因子でもある

タバコ、生活習慣病など

動脈硬化は高血圧、糖尿病、脂質異常症などの生活習慣病があると悪化しやすくなります。喫煙も、動脈硬化と大動脈瘤の重大な危険因子です。

動脈硬化

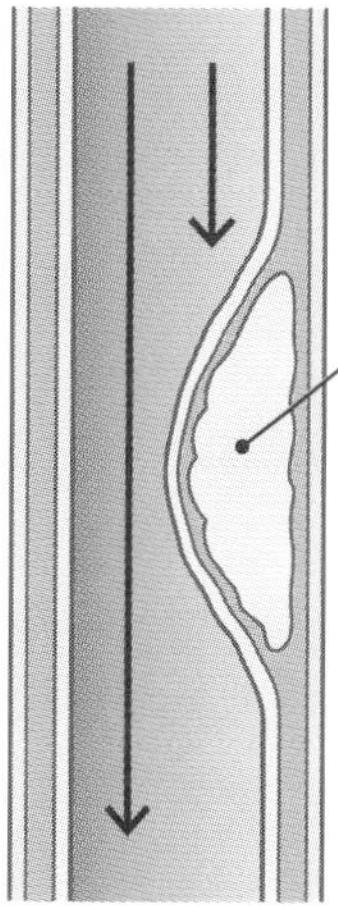
プラーク

大動脈に起こりやすい動脈硬化は、アテローム性動脈硬化です。血管が石灰化により、硬くもろくなります。また、血管壁にコレステロールがたまってドロドロの粥状《じゅくじょう》になり、プラークをつくります。プラークによって血管内腔《ないくう》が狭くなり、血流が悪くなることがあります。

放っておくと……

大動脈瘤

石灰化やプラークができた部分は血管がもろいため、血圧に押されて徐々にふくらみ、こぶができます。

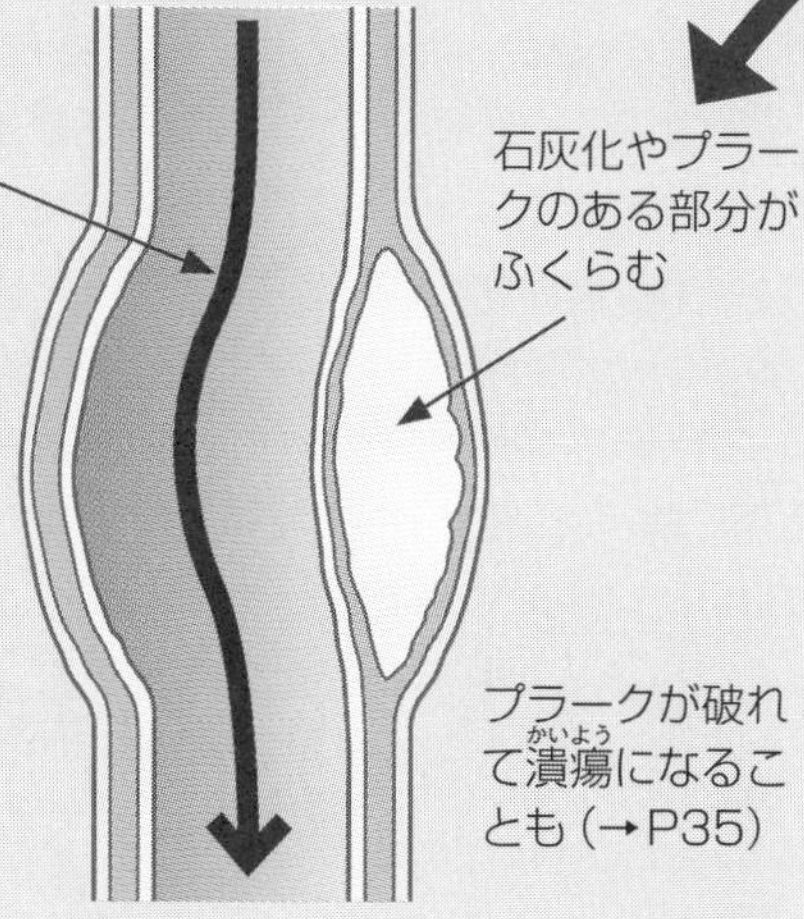
血圧が高いと壁への圧力も強い

原因②

炎症や感染で血管壁が弱くなることも

大動脈瘤のなかには、動脈硬化以外の原因で起こるものもあります。数は多くありませんが、当てはまる病気やけがを経験している場合は注意が必要です。

病気やけがで血管がもろくなる

病気による炎症やけがなどによって動脈の壁が全体的に、あるいは部分的にもろくなるとこぶができます。部分的にもろくなった場合は、そこから裂けて大動脈解離（→P32）の原因になることもあります。

けがや特定の病気があると若い人でもこぶができる

動脈にこぶができる原因には、動脈壁の弱さ、もろさが大きく影響します。動脈硬化は最大の危険因子ですが、そのほかにも炎症を起こす病気、食中毒などの感染症、外傷、先天性の病気などが原因で、こぶができることがあります。

こうした原因でこぶができる場合は年齢に関係なく、若い人でも起こる可能性があります。また、おなかの動脈より胸部の動脈に起こりやすいことがわかっています。

病気

- **食中毒**（サルモネラなど）
- **重症の肺炎、尿路感染症**
- **梅毒**
- **自己免疫性の病気**（高安動脈炎、ベーチェット病など）
- **先天性の病気**

細菌感染や自己免疫性の病気などによって炎症を起こすと動脈壁がもろくなります。先天性の病気もあります（→P30）。

けが

- **交通事故、落下事故**
- **手術**

交通事故や落下、転倒などによって胸や背中を強く打つことが原因で、動脈壁が傷つくこともあります。

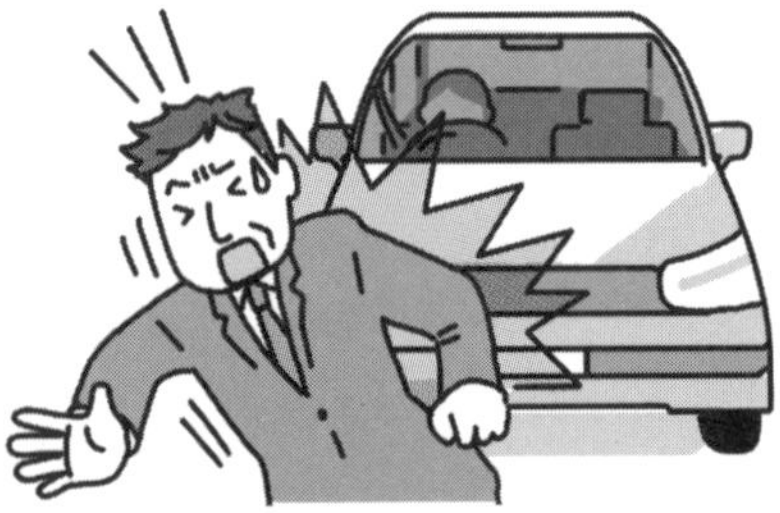

けがで大動脈瘤ができやすいのは交通事故

大動脈瘤

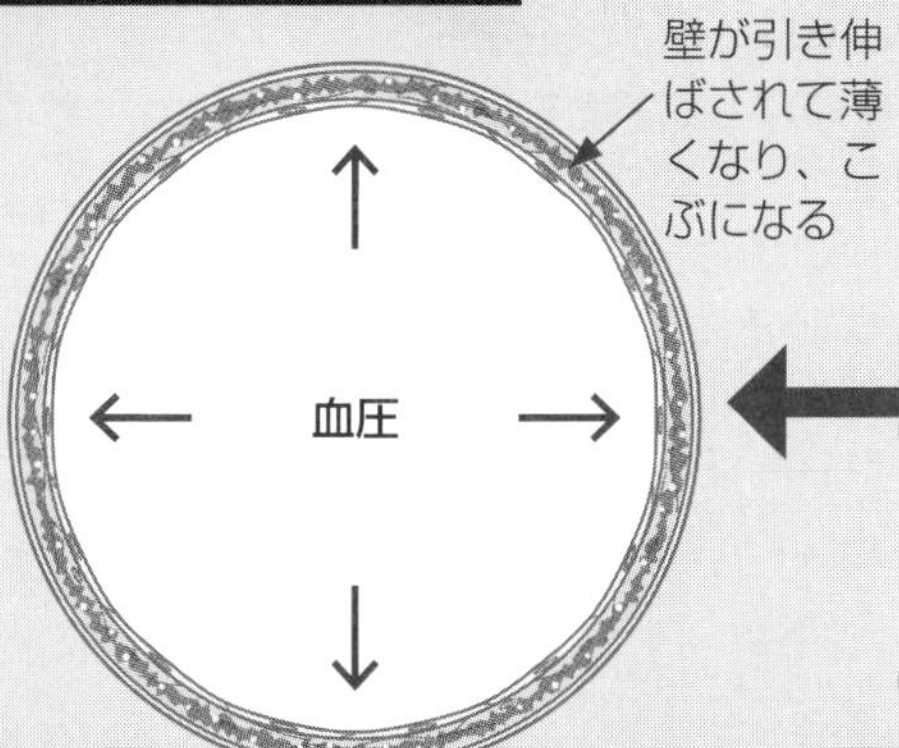

全周がふくらむ

全周が傷つくと、動脈壁の3層が保たれた状態で、全体的に広がって紡錘状のこぶ（→P20）になります。壁が薄くなり弾力がなくなって、破裂しやすくなります。

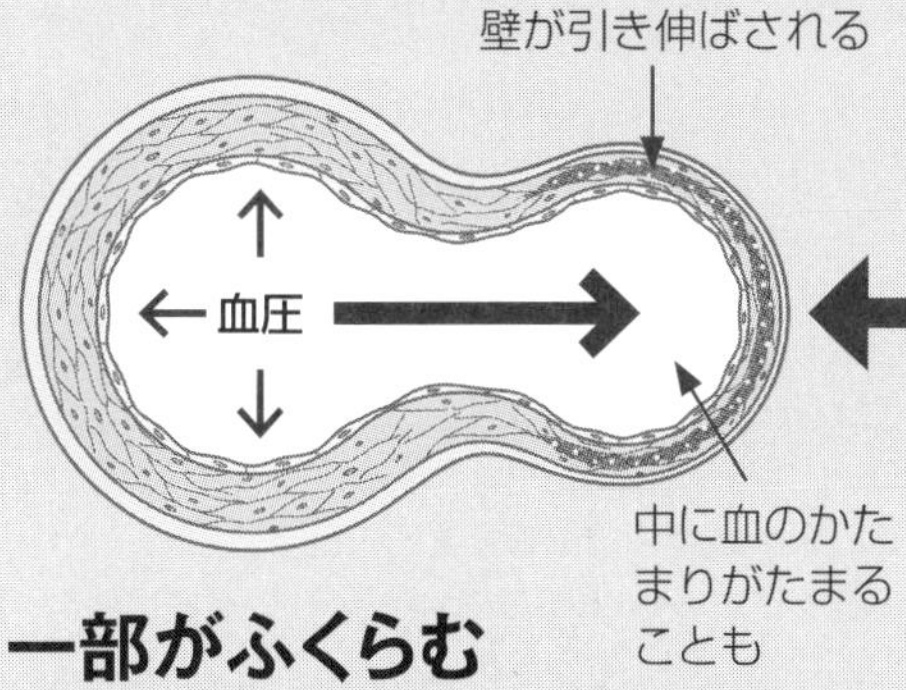

一部がふくらむ

動脈壁が部分的に傷つくと、傷ついた部分に圧がかかって、のう状のこぶ（→P21）になります。こぶの壁に圧力が集まりやすく、非常に破裂しやすい状態です。

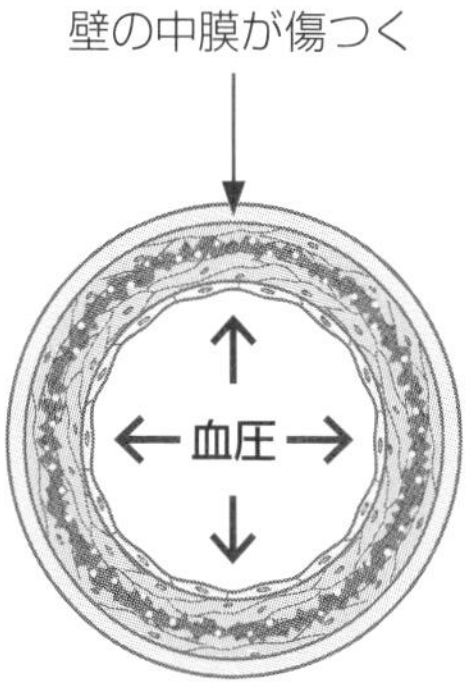

血管壁の全周が傷つく

炎症などが原因で血管壁の全周がもろくなると、3層を保ったままふくらみます。先天性の病気では、中膜に袋状の「のう胞」ができてもろくなることが原因になります。

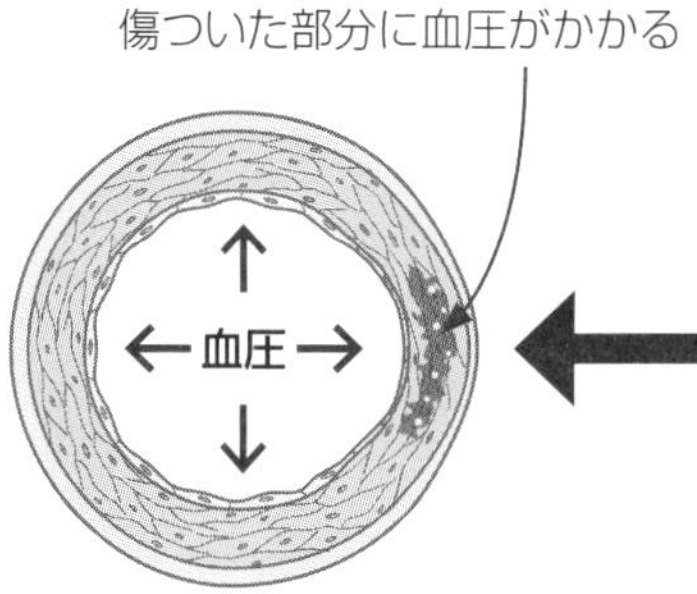

血管壁の一部が傷つく

けがなどで血管壁の一部が傷つくと、圧力が一部に集中するので、血圧の負荷でふくらみやすくなります。

見つかったあとは

専門医のもとでくわしく調べる

大動脈瘤が見つかると動揺するでしょうが、破裂前に見つかって幸いと考えましょう。専門医を紹介してもらい、すぐに精密検査を受けてください。

こぶの状態や位置を調べる

検査では、こぶの有無だけでなく、こぶの大きさや位置、形状などを調べます。破裂の危険度を検討し、今後の治療方針を決めるための情報を集めます。

状態

- ●大きさ
- ●壁の状態
- ●血栓の有無　など

こぶの最も太い部分で大きさを測ります。壁の状態やこぶの中の血栓の有無も調べます。定期的に検査して、診断時の大きさとその後の拡大速度から、手術の必要性や時期を検討します。

位置

- ●ほかの臓器との関係
- ●動脈の分枝との関係

こぶの位置が横隔膜より上か下か、こぶが動脈の分枝とどれだけ離れているかなども重要です。ほかの臓器を圧迫しているかも調べます。

確定診断にはCT検査が必要

大動脈瘤が発見された場合は、専門医のもとでくわしい検査を受け、診断を確定することが第一です。血管外科や心臓外科などの専門医を紹介してもらい、できるだけ早く精密検査を受けましょう。大動脈瘤は自然に治ることはなく、放っておくと破裂する危険がありますので、放置しないでください。

診断を確定するには、ＣＴ検査が必要です。こぶの大きさや位置、形状などを調べるには、造影剤を使った検査が有効です。ＭＲＩ検査や超音波検査がおこなわれることもあります。

画像検査の特徴

精密検査では、造影CT検査が必須です。造影剤にアレルギーがある人や腎機能が低下している人は、MRIで検査します。おなかのこぶでは、超音波（エコー）検査もおこなわれることがあります。

CT検査

造影剤を使わない撮影（単純CT）と、造影剤を使う撮影（造影CT）がおこなわれます。こぶの大きさ、形、部位が正確にわかります。造影剤を使うと、こぶ内の血栓《けっせん》の有無、壁の石灰化なども確認可能です。

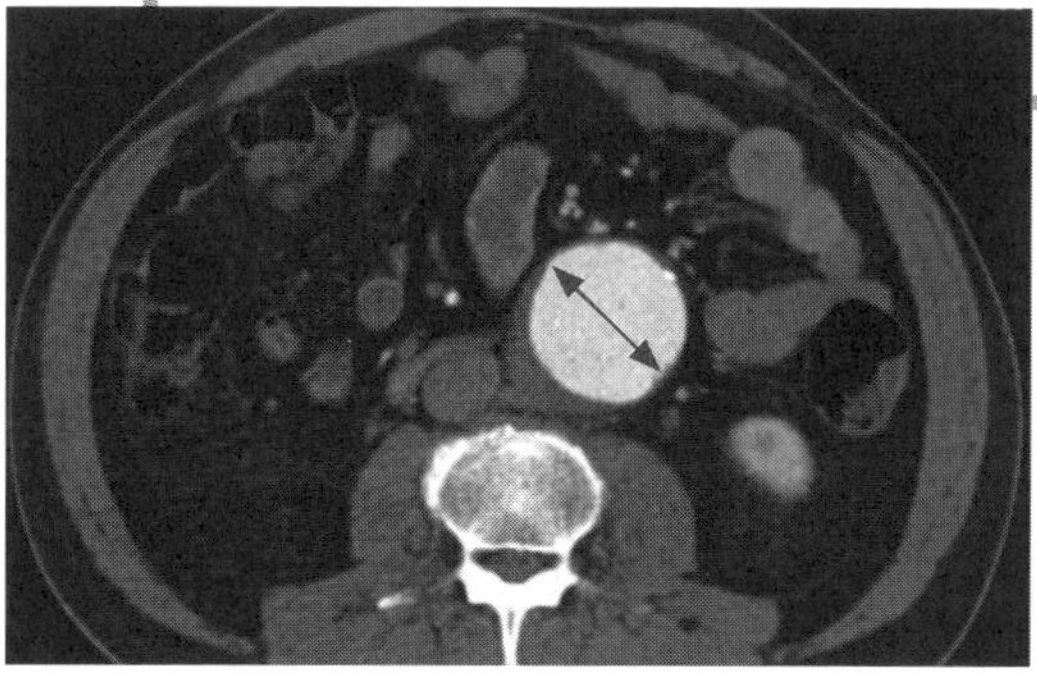

▲腹部大動脈瘤のCT断面図
矢印部分が大動脈瘤。右の写真の赤線で切った部分の写真で、大きさは5.6cm

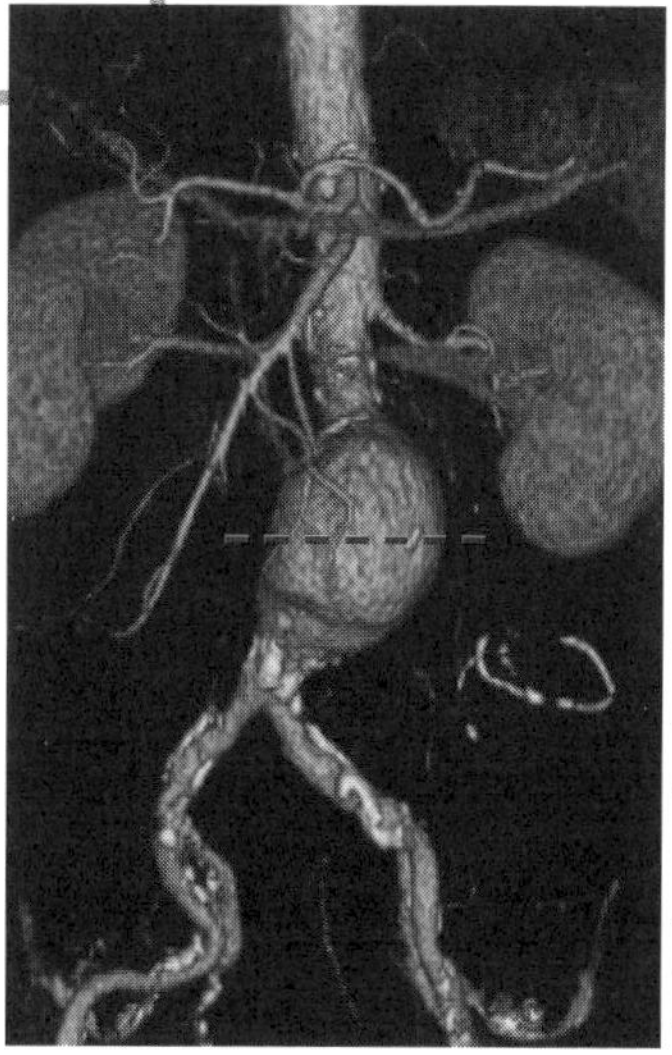

◀腹部大動脈瘤の3D画像
CTの検査写真を画像処理して3D化したもの。こぶの位置・大きさだけでなく、周囲の血管や臓器もわかる。赤線部分が最も太い

超音波検査

すぐに検査が可能で患者さんへの負担が軽いうえ、こぶの位置や大きさなどを見やすい検査です。プローブという器具で皮膚から超音波を当てる方法が一般的ですが、口からプローブを入れて食道経由で調べる方法もあります。

MRI検査

造影CT検査がおこなえない場合に有効です。撮影に時間がかかり、撮影できる範囲が限られますが、造影CT検査とほぼ同じ情報が得られます。

タイプ―形

こぶの形で破裂しやすさがわかる

精密検査ではこぶの大きさだけでなく、形状などもくわしく調べます。こぶの形によって破裂しやすいタイプかどうかがわかります。

こぶの形などからタイプが三つに分かれる

造影CT検査などでは、こぶの位置だけでなく形もわかります。こぶの形は、破裂の危険性に大きく影響します。どのタイプかを見きわめることで、治療方針と治療の時期を決める重要な目安になります。

大動脈瘤では、主に「紡錘状《ぼうすいじょう》」と「のう状」というタイプがあります。さらに、大動脈解離に伴って起こる「解離性」というタイプもあります。のう状と解離性は一見形が似ていますが、解離性はCTの断面図で動脈内が二つに分かれていることから区別できます（↓P43）。

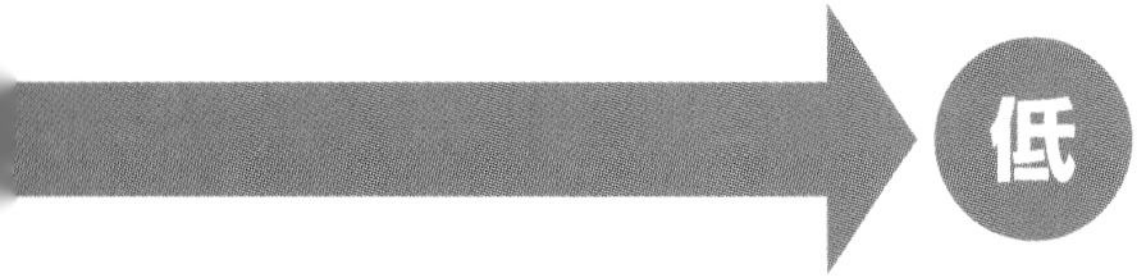

紡錘状

血管壁の全周がふくらんだ形。正常な血管の1.5倍（胸部で4.5cm、腹部で3cm）以上に拡張した状態です。大動脈瘤では比較的多い形です。

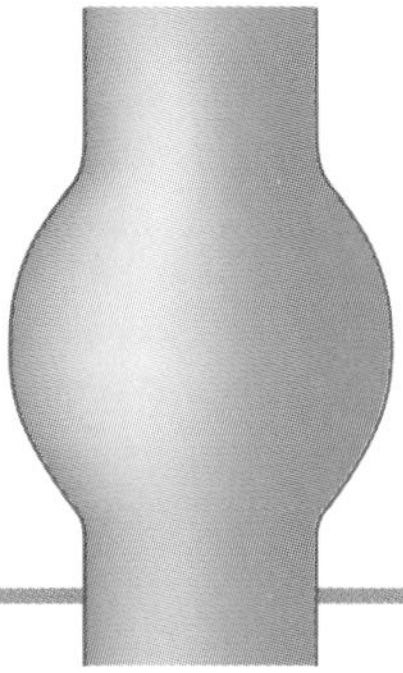

左右均等の形に見える

動脈瘤の分類

動脈のこぶには、種類があります。形で分けたのが紡錘状・のう状で、壁の状態で分けたのが真性・仮性・解離性です。このうち、大動脈瘤では紡錘状・のう状（真性が多い）、または解離性が見られます。仮性は、主に手足の動脈瘤に起こります。

タイプ別の破れやすさ

大動脈瘤の破裂を防ぐため、危険度を判定します。破れやすさは、こぶの形などからおおよそ判断できます。大動脈瘤では紡錘状、のう状、解離性という3つのタイプがあります。比較的多いのは紡錘状です。

高 ← 破れやすさ

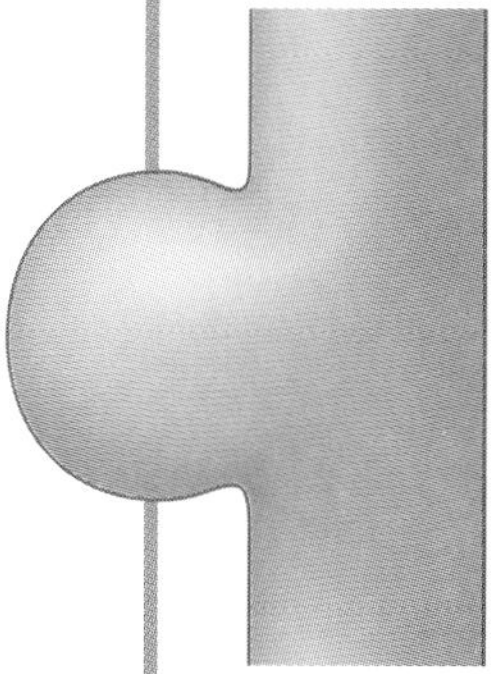

のう状

血管壁の一部が拡張し、こぶができたもの。血管の局所に強い圧力がかかるため、最も破裂しやすい形です。

のう（嚢）は袋という意味。血管に袋がついた形に見える

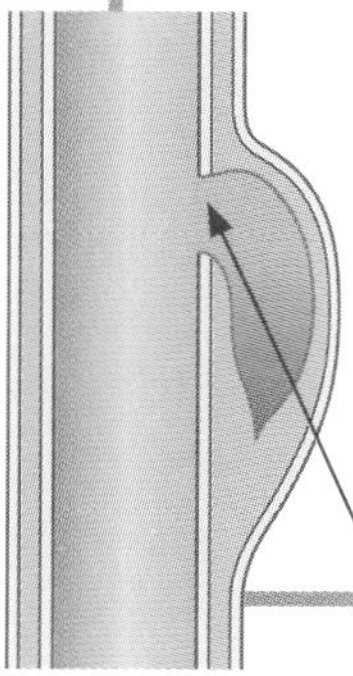

壁に亀裂や穴がある。穴は複数開いていることも

解離性

大動脈解離のあとに現れます。動脈の内膜が裂け、中膜に血液が流れ込んで壁が二分された状態です。裂け目に血液がたまっているため、比較的破れやすいタイプです。

壁の状態による分類

●真性

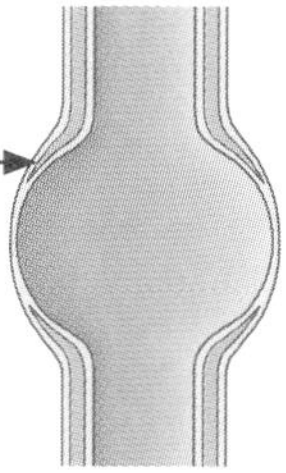

血管壁の3層構造が保たれている

●仮性

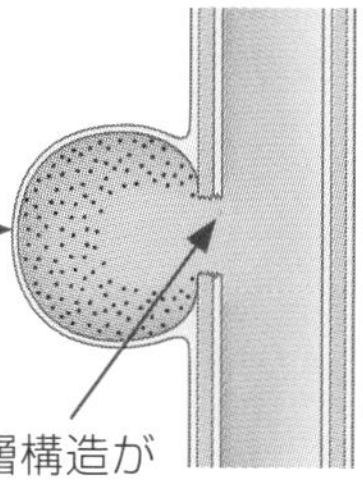

血管壁以外の膜で覆われている
壁が破れて3層構造が欠損している

●解離性

形による分類

●紡錘状

●のう状

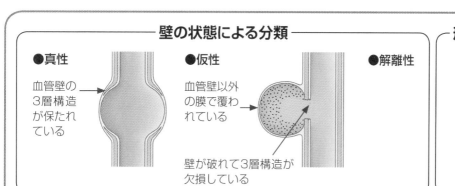

タイプ―位置①

胸のこぶは若者や中高年にも起こりうる

大動脈瘤は、胸とおなかのどちらにこぶができたかによって大きく分けられます。横隔膜より上にこぶがあるものを「胸部大動脈瘤」といいます。

動脈硬化だけでなく、持病の影響もある

胸の動脈にこぶができる胸部大動脈瘤は、大動脈瘤全体の約三分の一を占めます。

患者さんの男女差は、ほとんどありません。年齢は、動脈硬化が原因の場合は中高年が多いのですが、炎症や先天性の病気が原因の場合もあります。特定の持病がある場合は、若い人にも起こります。

胸部大動脈瘤は、こぶの位置によってさらに「上行」「弓部」「下行」の三つに分類され、治療の難易度も異なります。

胸のどこにできたかで手術の選択肢が決まる

胸部大動脈瘤は、動脈のどこにこぶができるかによって3つに分類されます。部位によって、原因や手術の方法が異なります。

弓部大動脈瘤

原因 最多は動脈硬化

治療 人工血管置換術が原則

胸部大動脈瘤のうち、約40%がこのタイプ。最も多い原因はアテローム性動脈硬化で、中高年に多く見られます。治療は原則として人工血管の手術ですが、場合によってはステントグラフト治療も可能です。

下行大動脈瘤

原因 最多は動脈硬化

治療 ステントグラフト治療が優先

胸部大動脈瘤のなかでは約10%と、最も少ないタイプです。原因はアテローム性動脈硬化が最多。ステントグラフト治療が基本ですが、人工血管の手術も可能です。

上行大動脈瘤

原因 動脈硬化以外が多い

治療 人工血管置換術のみ

胸部大動脈瘤の約50%を占めます。最も多い原因は先天性の病気です。治療法は現在、人工血管の手術しかありません。

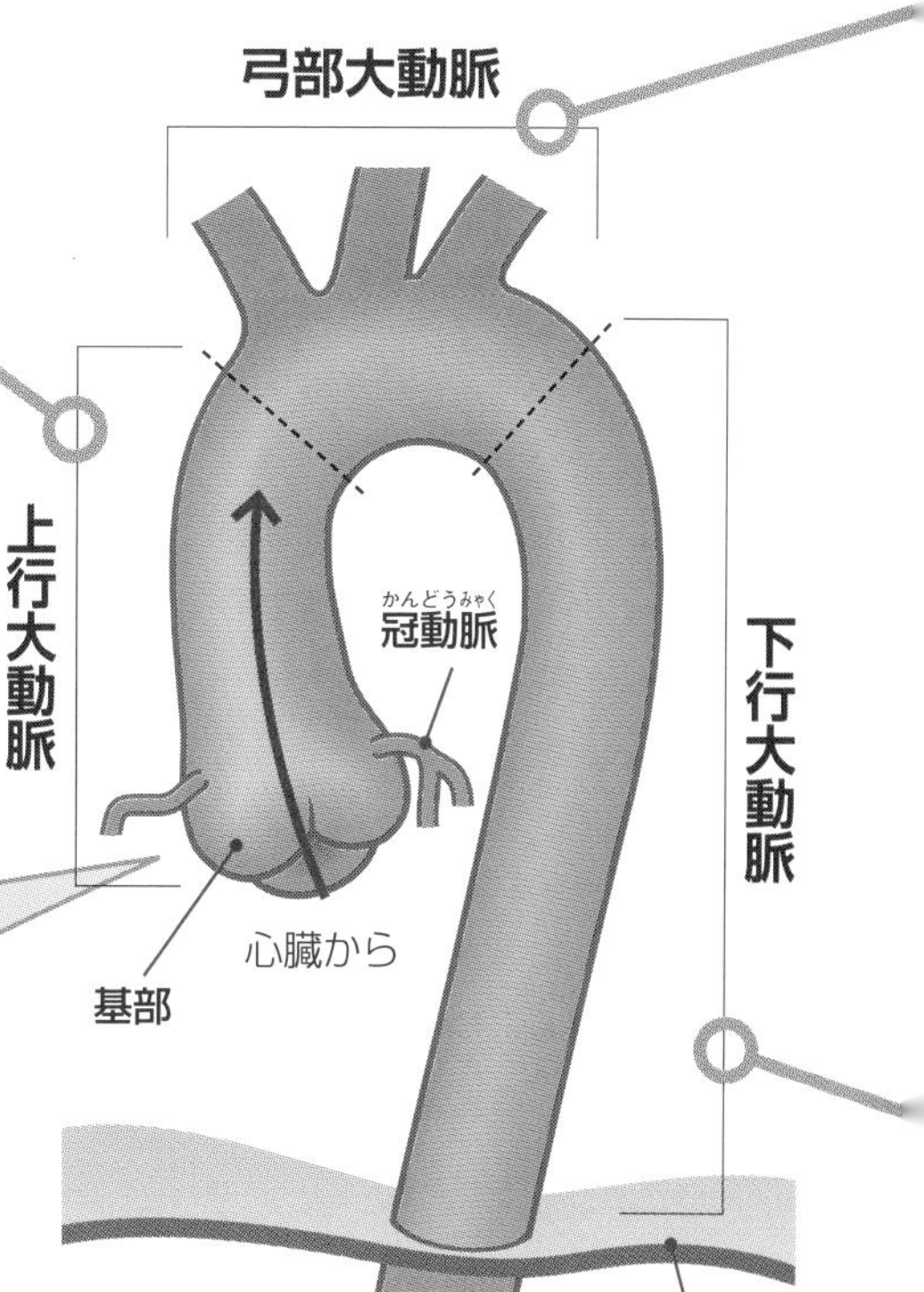

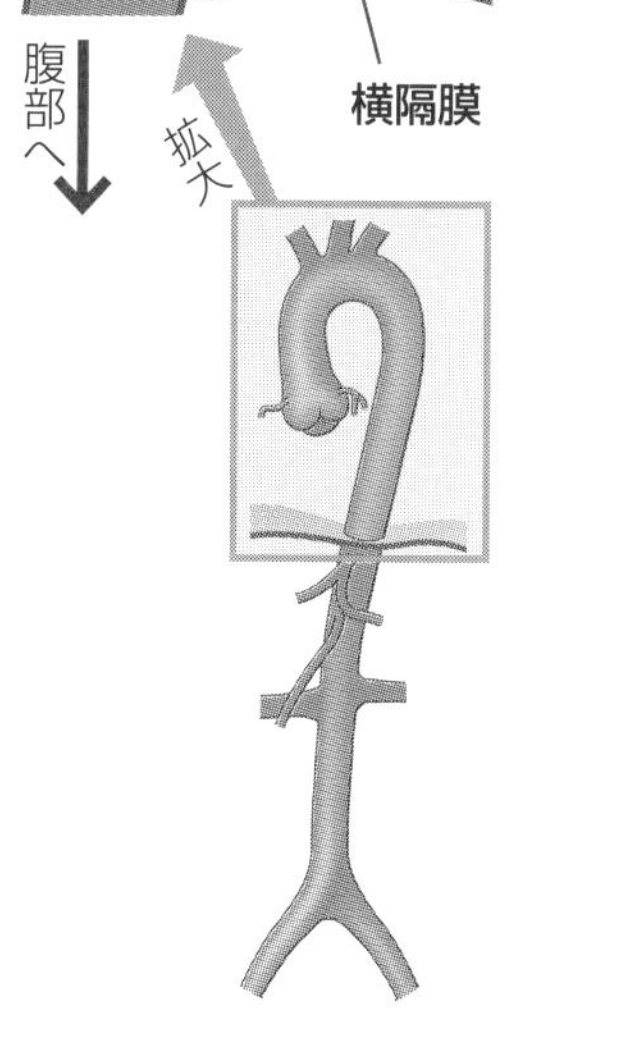

基《き》部《ぶ》に起こると心臓の機能が低下する

上行大動脈と心臓のつけ根にあたる「大動脈基部」に、こぶができることがあります。「大動脈弁輪拡張症《べんりんかくちょうしょう》」といい、放っておくと心機能低下や心不全を起こします。多くは先天性の病気に関連して起こります。

胸部大動脈は体の奥にあり、心臓のうしろ・背骨の前という位置。脳や両腕などの上半身への血管が分岐する

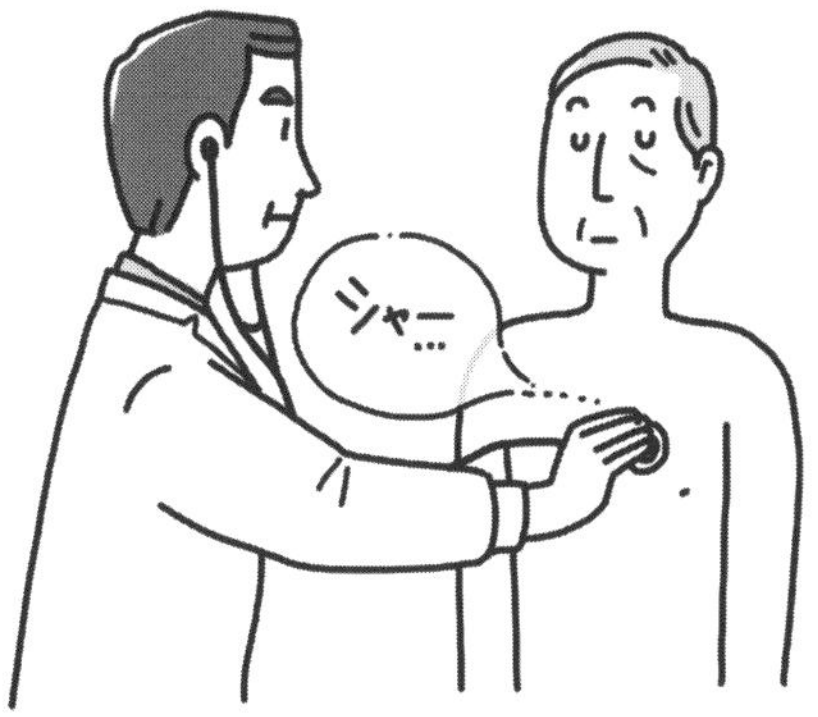

大動脈弁輪拡張症も、初期は自覚症状がない。聴診の際、心音の雑音で気づくことがある

タイプ―位置②

全体の三分の二はおなかにできる

腹部大動脈瘤は、大動脈瘤全体の約三分の二を占めます。腹部にできるこぶは、腎動脈下部にできるものがほとんどです。

上側か下側かで分けられる

横隔膜より下側の大動脈にできるこぶが、「腹部大動脈瘤」です。こぶの位置によって、さらに腎動脈上部と腎動脈下部の2つに分けられます。

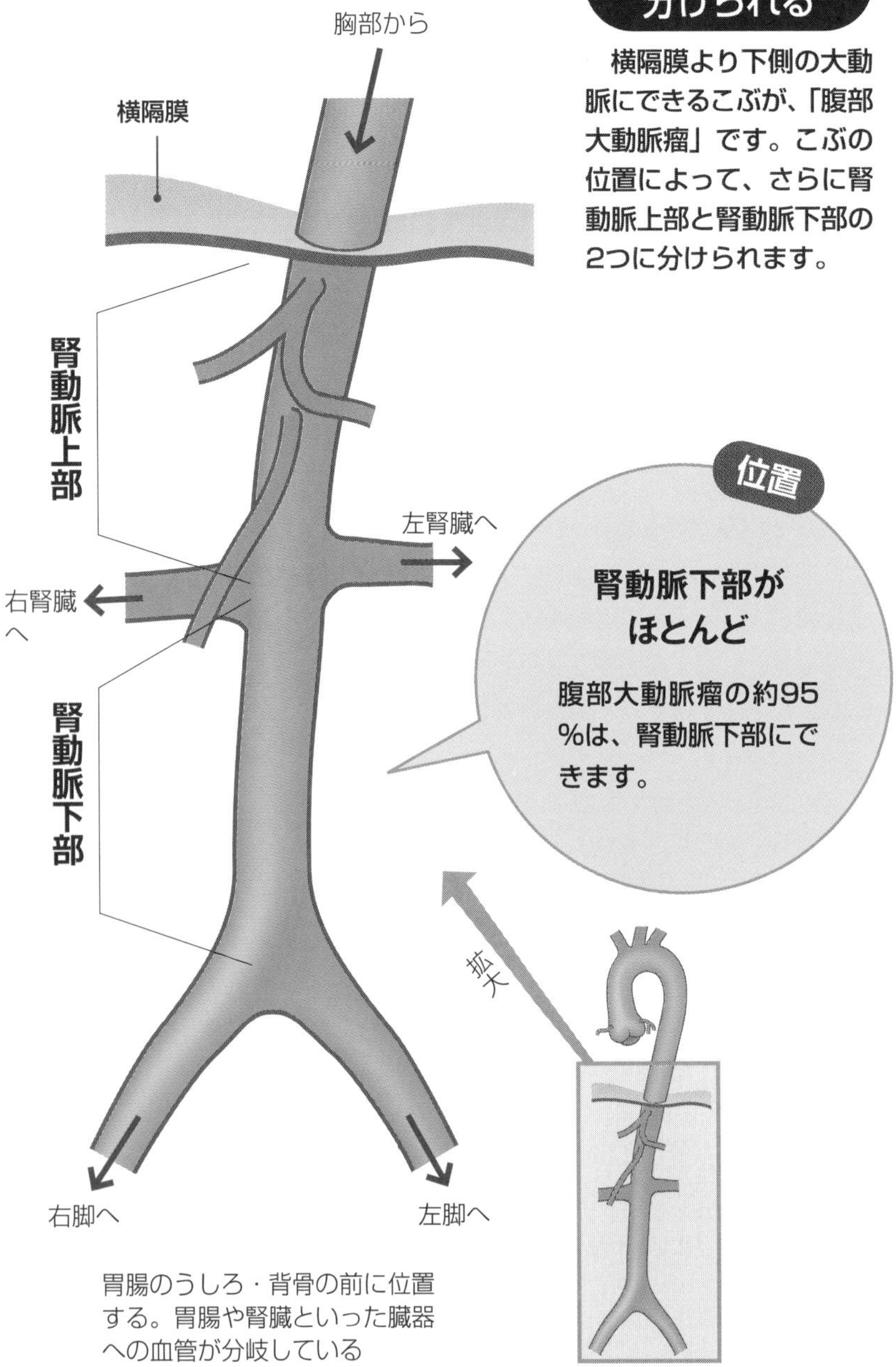

胃腸のうしろ・背骨の前に位置する。胃腸や腎臓といった臓器への血管が分岐している

高齢の男性に起こりやすい

腹部大動脈瘤は、腎臓の動脈より下側にできるタイプが最も多く見られます。原因はアテローム性動脈硬化です。タバコを吸う人、高血圧や脂質異常症がある人は進みやすいので要注意です。

患者さんは、女性より男性に多いのですが、近年では女性も増加傾向にあります。年齢では、六〇～七〇歳代に多いことがわかっています。

まれに腹痛や腰痛などの症状などで気づく例もありますが、自覚症状だけでは早期発見は難しいのが実情です。

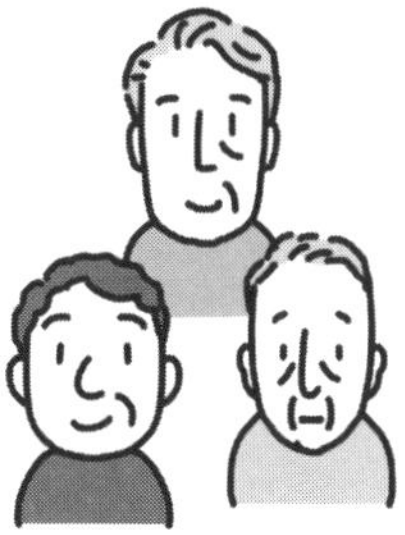

おなかのこぶは男性に多く、女性の2～3倍に上る

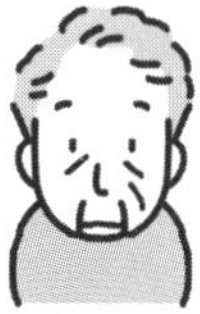

治療

腎上部……人工血管置換術のみ

腎下部……どちらも可能

人工血管の手術が一般的です。腎動脈下部で一定の条件を満たしていれば、ステントグラフト治療が受けられます。

原因

動脈硬化が多い

アテローム性動脈硬化が最多。喫煙者、高血圧、脂質異常症、糖尿病のある人に起こりやすく、血縁に大動脈瘤の患者さんがいる人に起こることもあります。

こぶが胸とおなか両方にかかることはまれ

こぶが胸とおなかの大動脈にまたいで存在するタイプを「胸腹部大動脈瘤」といい、大動脈瘤全体の1％程度です。治療法は、広範囲の動脈を人工血管に置き換える手術が中心ですが、難しい手術です。一部で新しいステントグラフト治療が開発中です。

治療の目的

薬や手術でこぶの拡大や破裂を防ぐ

大動脈瘤があるとわかった場合、ほとんどの人は驚き、破裂の不安に見舞われます。まずは医師の説明をよく聞いて、治療の目的を理解しましょう。

薬を使う目的

こぶそのものを小さくする薬はありません。しかしこぶは、血圧が高いと拡大するため、破裂の危険が高まります。薬で血圧を下げ、こぶの拡大を防ぎます。

将来の破裂を防ぐために治療する

大動脈瘤は自覚症状がないため、大動脈瘤があると診断されても、突然すぎて動揺する人がほとんどです。症状もないのに手術が必要と言われて、とまどうのは当然です。

しかし残念ながら、大動脈瘤はいったんできると、自然に治ったりこぶが小さくなったりすることはありません。放置すると命にかかわります。

大動脈瘤の治療の最大の目的は、破裂を防いで命を守ること。さらには、破裂の恐怖から解放されることです。そのために薬や手術が必要なのです。

薬でこぶの拡大を防ぐ

血圧を下げて血管への負荷をできるだけ減らし、こぶが拡大するスピードを抑えます。定期的にこぶの大きさをチェックし、破裂の危険がないかを確認します。

↓

できるだけ手術を遅らせる

大動脈瘤の手術は体への負担が大きいため、一生受けずに済むなら、それに越したことはありません。血圧管理でこぶの拡大が防げれば、手術せずに済む場合もあります。

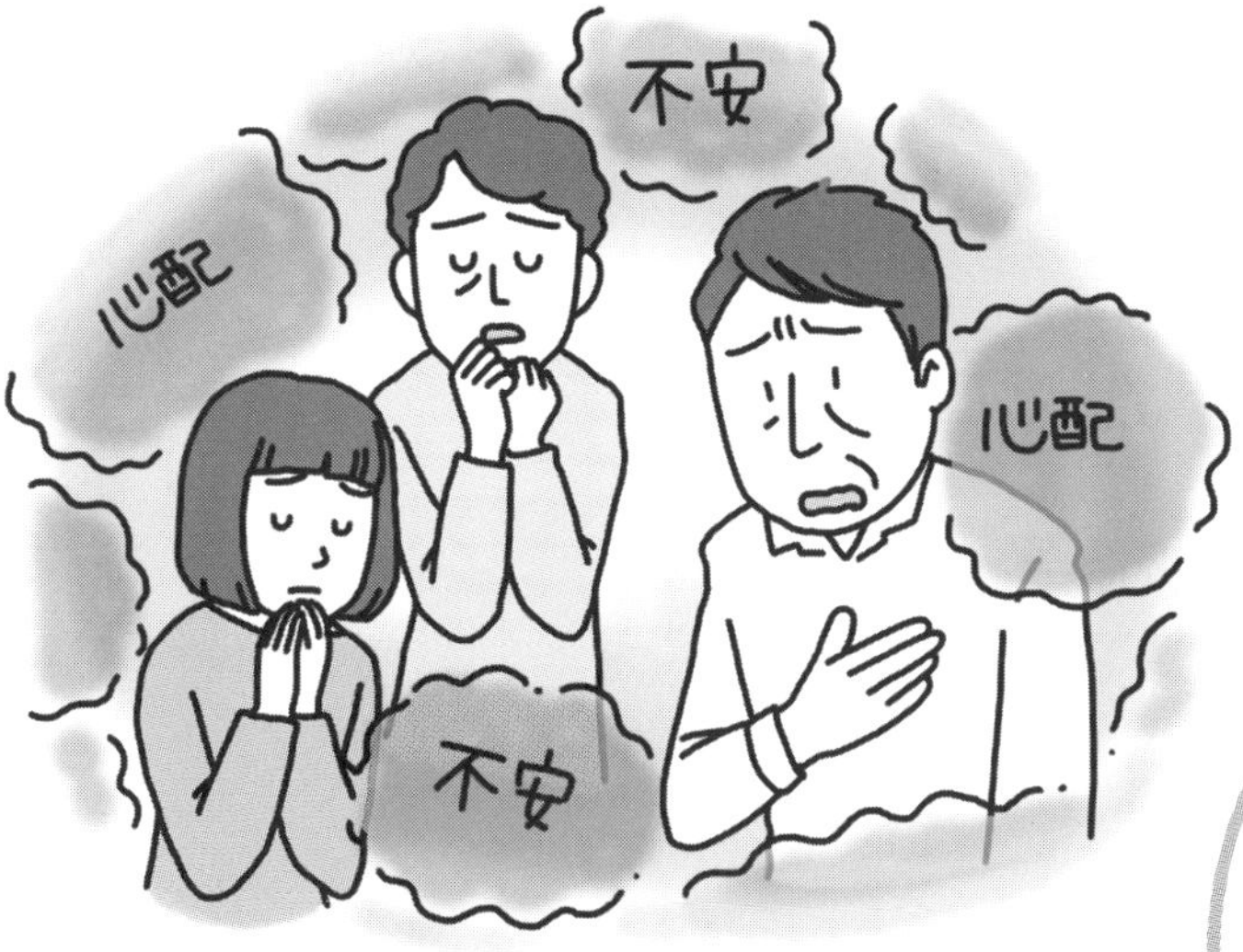

本人も家族も、いつ破裂するのか……と毎日緊張して、日常生活もままならなくなることも

手術をする目的

大動脈瘤が破裂すると治療が間に合わないことがあるので、破裂する前に手術が必要です。手術すれば、破裂の不安や恐怖からも解放されます。

手術で破裂を防ぐ

手術では、こぶのある血管を人工血管などに置き換えます。手術は体への負担がありますが、破裂を防ぐ確実な手段です。

恐怖からの解放

大動脈瘤があるといつ破裂するかわからず、常に不安と恐怖に悩まされます。手術を受ければ、この状態からも解放されます。

血栓と出血の予防

こぶがあると、血液がよどんで血栓（血のかたまり）ができやすくなります。血栓を溶かそうとして、体内で血液が固まりにくくなり出血が起こりやすくなります。血栓や出血を防ぐためにも手術は有効です。

治療の決まり方

こぶの大きさで手術のタイミングが決まる

こぶのタイプによっては、すぐに手術することもありますが、タイミングは人それぞれです。こぶのタイプと大きさを目安に時期を判断します。

胸部大動脈瘤の場合

手術をいつ、どのタイミングで受けるかは、CT検査で計測したこぶのサイズによって決まります。

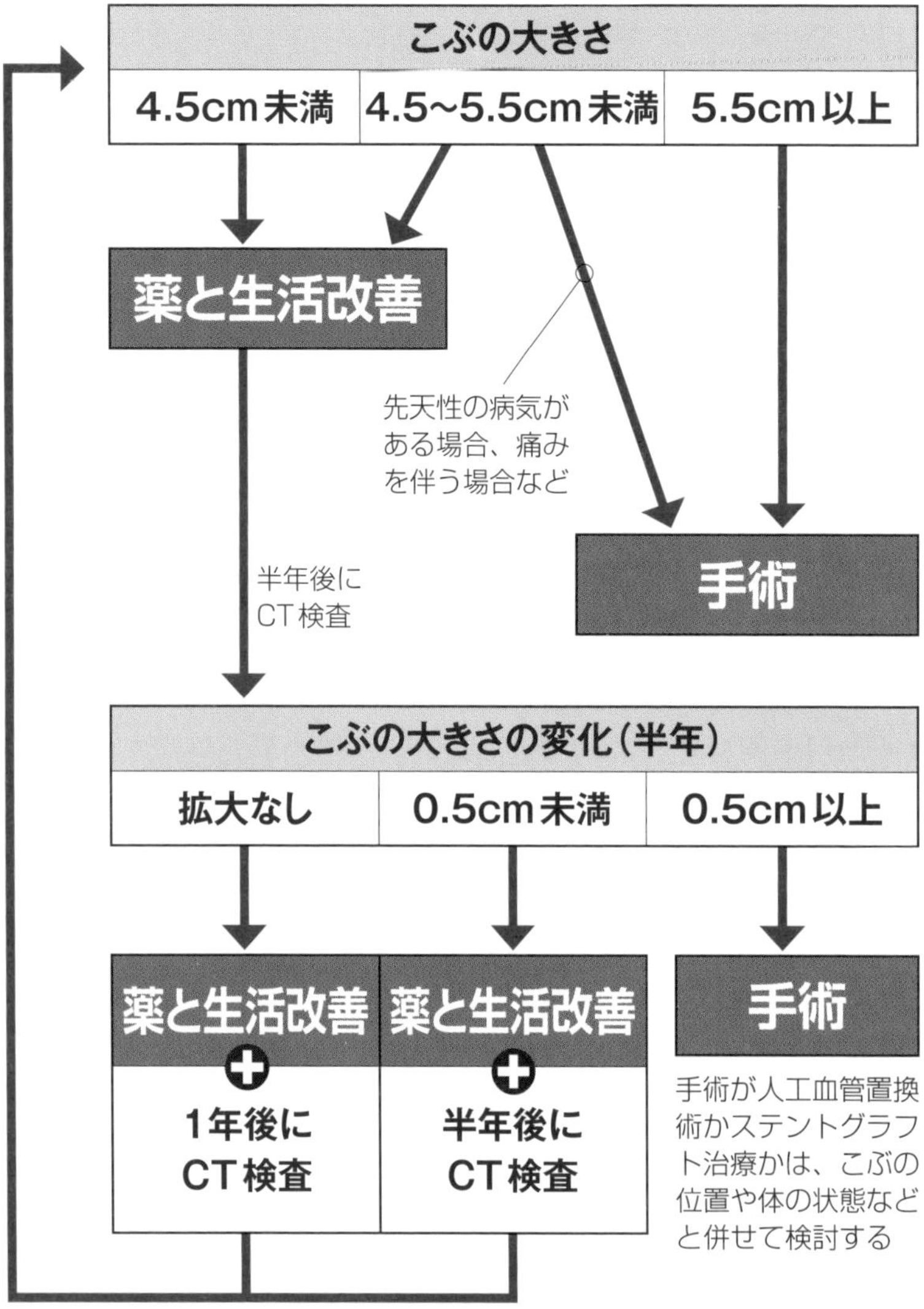

腹部大動脈瘤の場合

胸と同じく、目安になるのはこぶの大きさです。ただし、腹部大動脈瘤は高齢者が多いため、持病の有無や全身状態も考慮して判断されます。

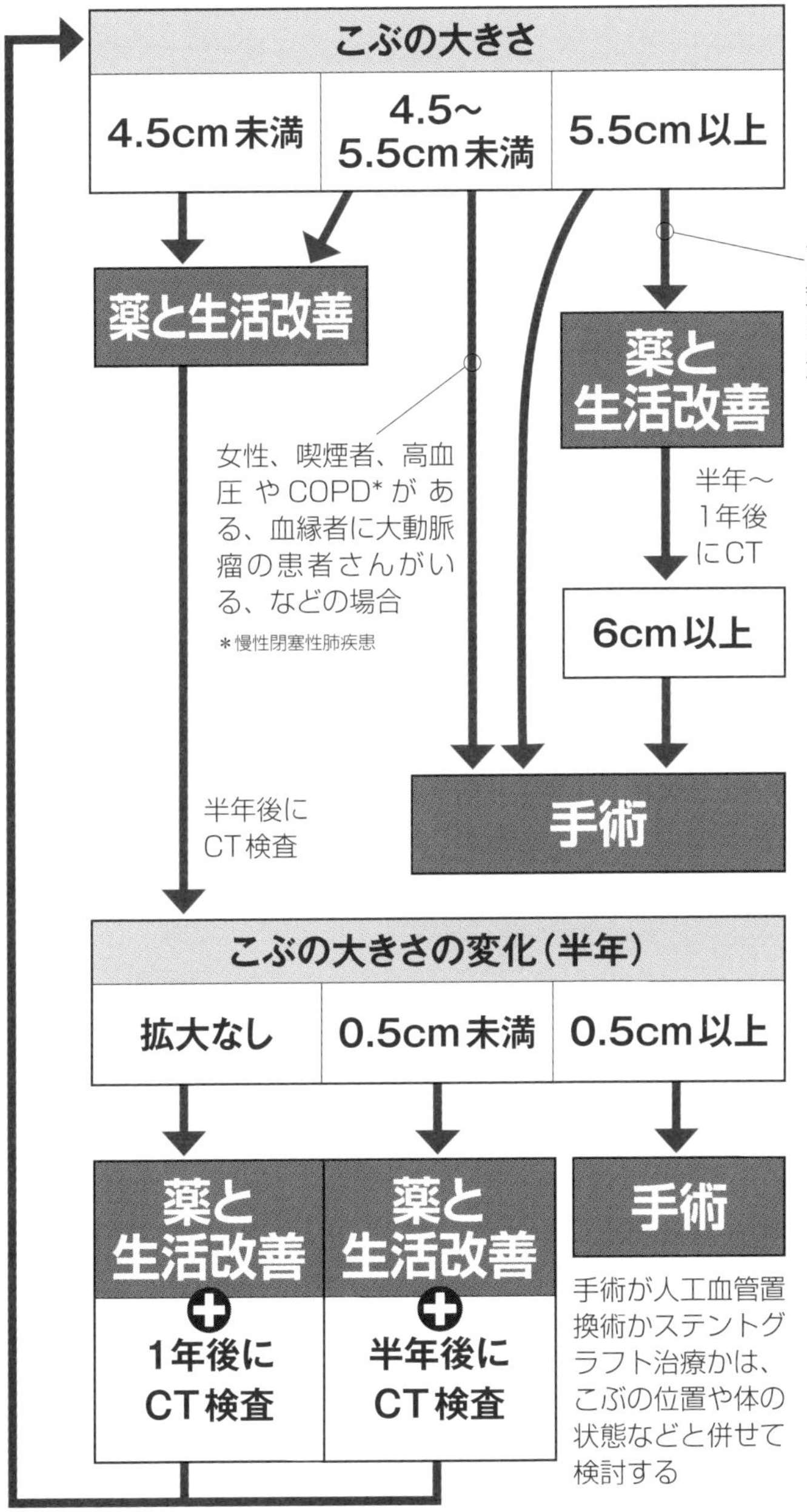
70歳以上、心臓・肺に病気がある、以前開腹手術を受けたことがある、肥満があるなどの場合

手術が必要になる大きさは決まっている

こぶは大きくなるほど、破裂しやすいことがデータで明らかになっています。

胸部は四センチ以下ではほぼ破裂は起こりませんが、五・五センチ以上になると破裂のリスクが高まります。腹部も四～五センチの大きさでは破裂は起こりにくいものの、五・五センチ以上になると破裂のリスクが高まります。

破裂の危険が低い場合は、薬で治療しながら定期的に検査します。こぶが大きくなって破裂の危険が高くなったら、手術を検討することになります。

COLUMN

まれだが生まれつきの病気も原因になる

大動脈瘤が高頻度で起こる生まれつきの病気がある

　大動脈瘤のほとんどは動脈硬化が原因のもので、患者さんも中高年者が多いのですが、まれに若い人にも起こることがあります。この場合、先天性の病気が関係しています。

　生まれつき、細胞どうしをつないだり支えたり、すき間を埋めたりする「結合組織」が弱い病気があります。この病気の影響で、健康な人に比べて血管がとてももろく、弱くなるのです。動脈では中膜がもろくなって、動脈瘤ができやすくなります。

　結合組織が弱くなる病気には、マルファン症候群やロイス・ディーツ症候群、エーラス・ダンロス症候群などがあります。これらの病気がある人は、定期的に心臓や大動脈の検査を受けるように医師から指示されます。検査を受けて、大動脈瘤を調べてもらいましょう。

　これらのなかで人数の多いのがマルファン症候群です。大動脈瘤以外にも心臓病の危険もあり、合併して心不全や大動脈解離、大動脈瘤破裂を起こすリスクが高いのです。経過を慎重に観察しなければなりません。

▼マルファン症候群の見た目の特徴

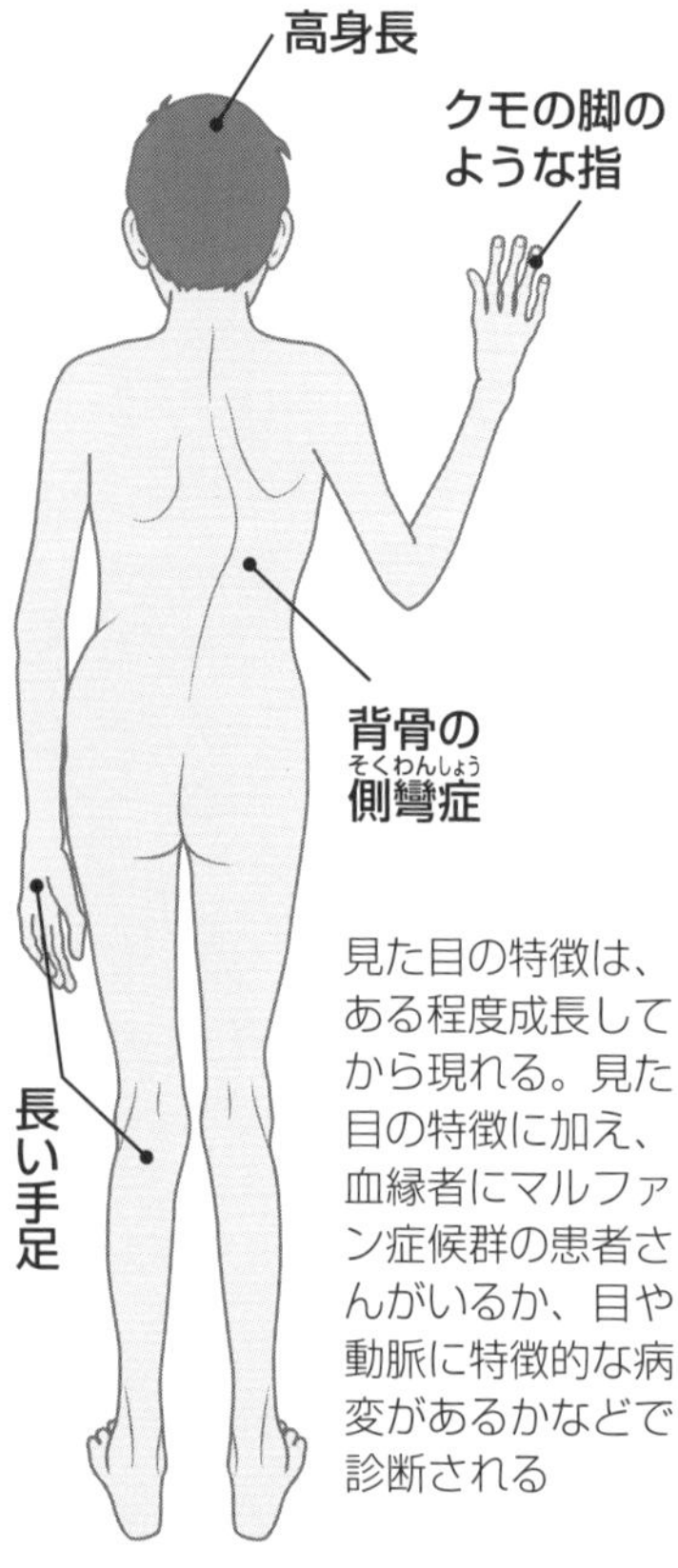

見た目の特徴は、ある程度成長してから現れる。見た目の特徴に加え、血縁者にマルファン症候群の患者さんがいるか、目や動脈に特徴的な病変があるかなどで診断される

第2章

太い血管が裂ける「大動脈解離」

大動脈解離は事前の予知は困難で、ある日突然発症します。
命の危機を乗り越えたあとも裂けた血管は残るため、徐々にふくらんで
大動脈瘤になることが少なくありません。
治療や検診を続けることが重要です。

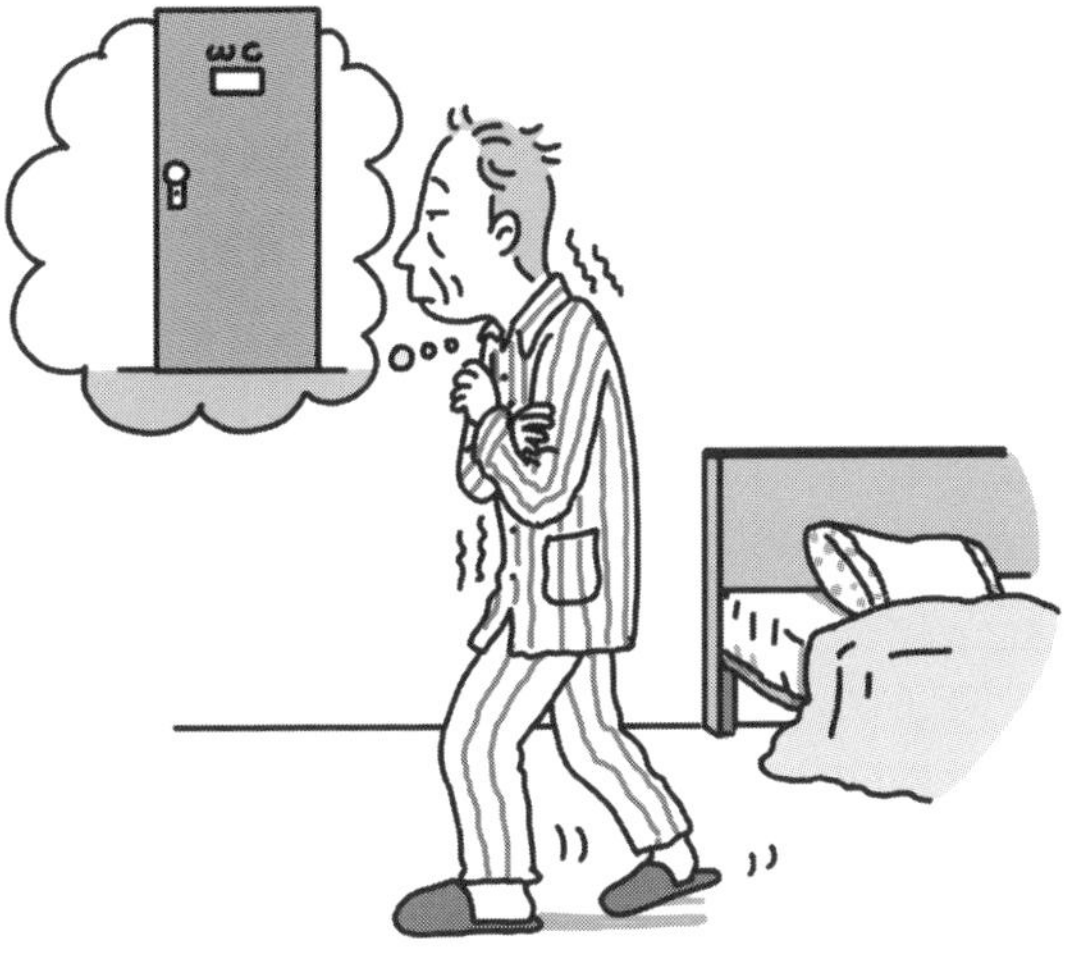

大動脈解離とは

大動脈が突然裂ける病気。こぶの原因の一つ

大動脈瘤も怖いですが、大動脈解離はそれにも増して危険な病気です。大動脈解離は前ぶれもなく突然発症し、大動脈が裂けてしまいます。

血管の壁が裂けて破裂する危険がある

大動脈解離とは、動脈の内膜に亀裂ができ、そこから血液が流れ込んで中膜が引き裂かれ、血管壁が二つに剥《は》がれた状態になる病気です。

大動脈解離は前ぶれもなく突然起こり、亀裂から大量の血液が流れ込んで中膜が一気に裂けてしまいます。解離した血管は破裂しやすく、死亡する可能性も高い病気です。

大動脈瘤のタイプの一つに「解離性大動脈瘤」があります。大動脈解離の起こったあと、血管がふくらんで、こぶになった状態です。

解離のしくみ

大動脈解離は動脈壁の内膜に亀裂ができ、中膜が2つに引き裂かれるものです。解離した血管の長さが１～2cm以上になると、大動脈解離と診断されます。

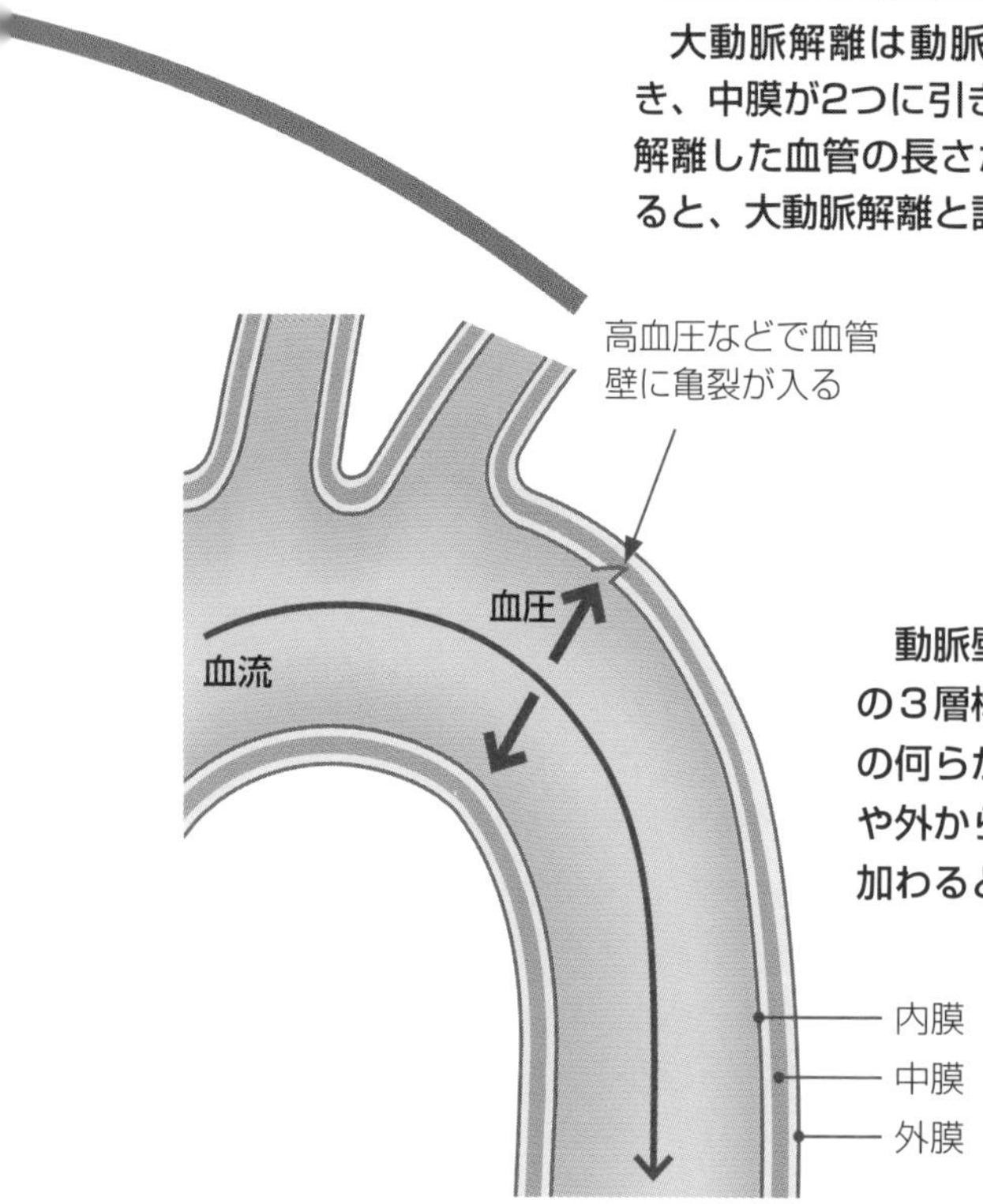

動脈壁は内膜・中膜・外膜の３層構造です。高血圧などの何らかの原因で、血管の内や外から部分的に強い圧力が加わると解離を起こします。

大動脈解離

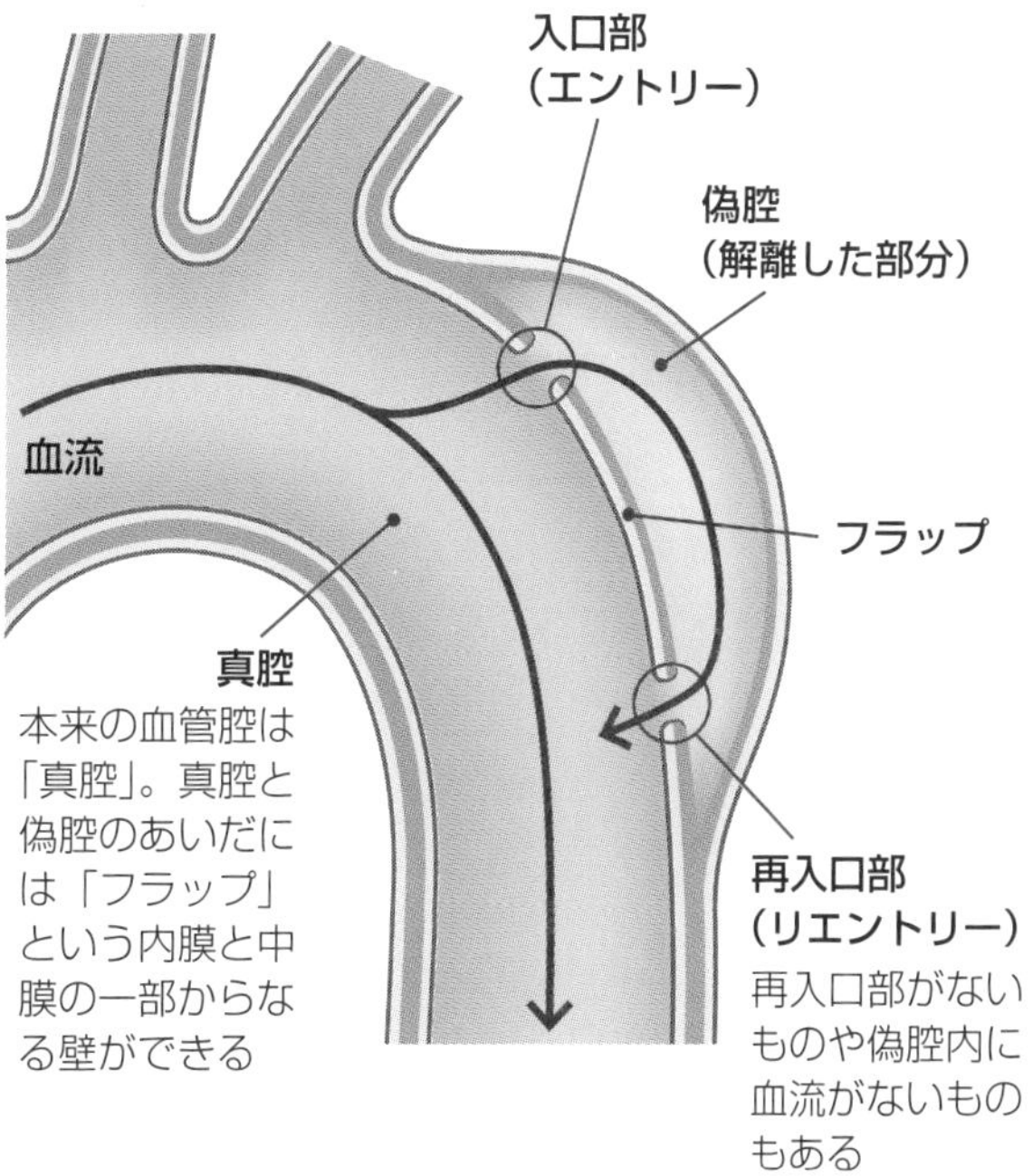

中膜が裂けて２層に剥がれると、「偽腔《ぎくう》」というすき間ができます。血液は入口部《にゅうこうぶ》から偽腔内に流れ込み、再入口部から真腔《しんくう》に戻ります。血流の圧力で、解離の範囲が心臓側や脚側に拡大することもあります。

時間が経つと

解離性大動脈瘤

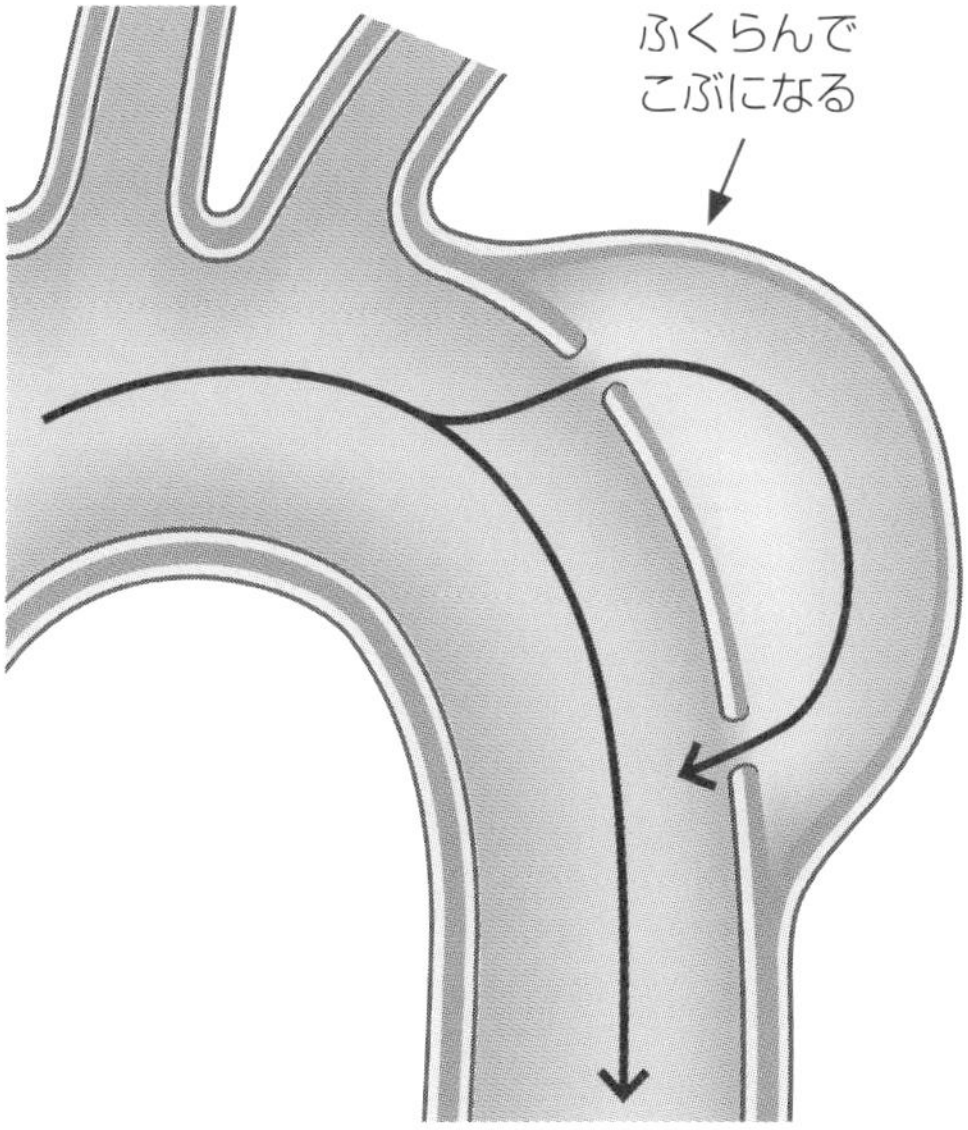

解離後にこぶができるものを解離性大動脈瘤といいます。診断基準はほかの大動脈瘤と同様、こぶやふくらみの大きさによります。破裂しやすい危険な大動脈瘤です。

原因

動脈硬化、特に高血圧の影響が強い

大動脈解離の大きな原因は、動脈硬化によって血管がもろくなっていることです。特に、高血圧など生活習慣病がある人は発症の危険が高いといえます。

発生しやすい条件

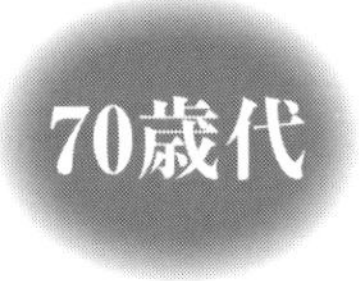

動脈硬化が解離の引き金となるため、高齢になるほどリスクが高くなります。発症のピークは70歳代で、長年高血圧がある人に起こりやすく、冬場の午前中によく発生します。

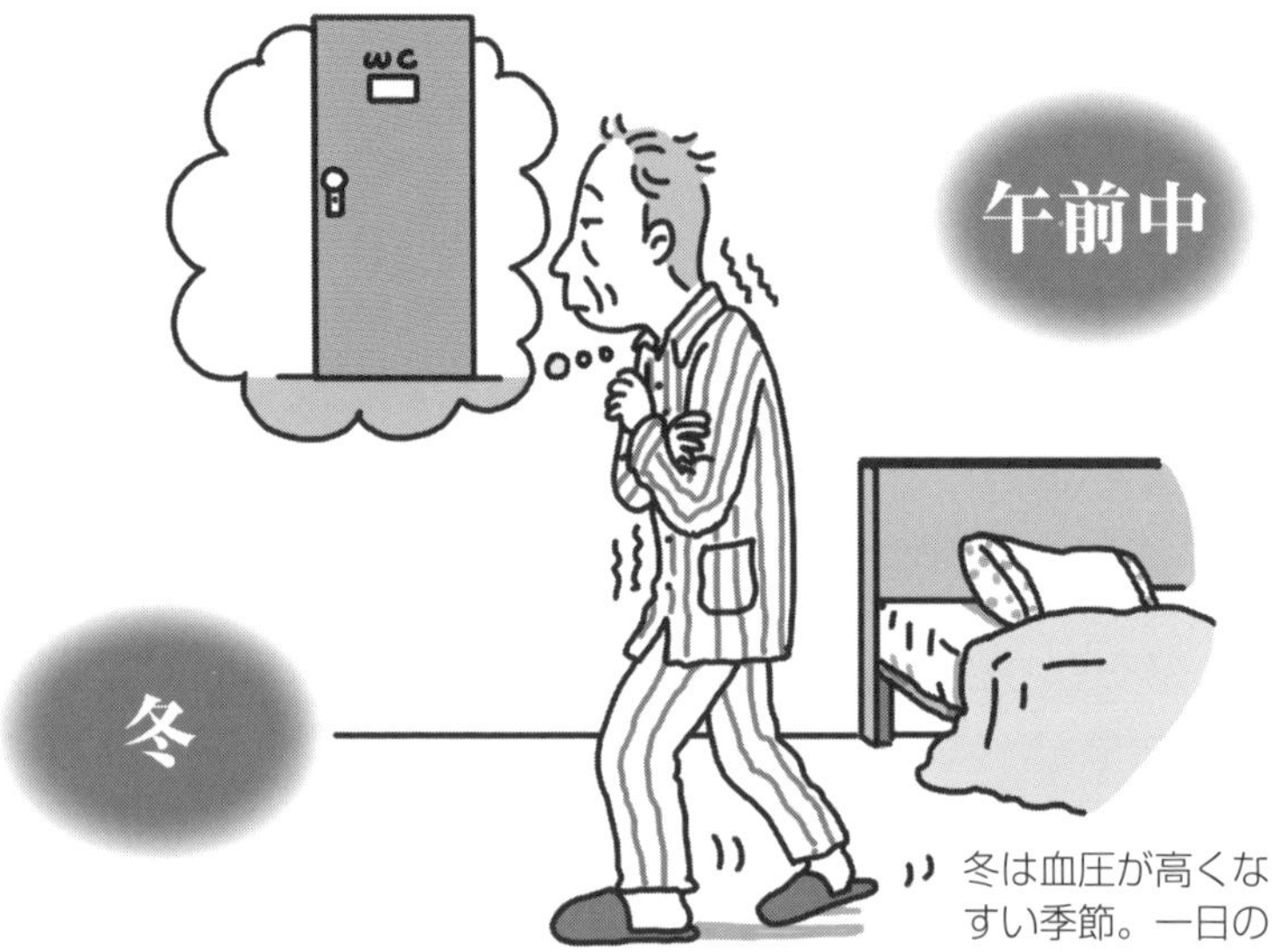

冬は血圧が高くなりやすい季節。一日のうち午前中、特に起床後から排尿までが高い

不明な点も多いが、動脈硬化のある人に多い

大動脈解離もまた大動脈瘤と同じく、動脈硬化によるものがほとんどです。血管壁が弱く、もろくなっていると起こりやすいのです。そのため、動脈硬化が進みやすい高血圧のある人は要注意です。

ほかに、血管がもろくなる生まれつきの病気があると、起こりやすいことがわかっています。

男性は五〇～七〇歳代、女性は八〇歳代になると、発症する人が増えますが、若く病気のない人も発症することがあります。男女比では、男性に多く見られます。

動脈硬化から解離へ

解離は動脈硬化が進み、動脈壁が傷ついて血管壁に石灰化やプラークがあると起こりやすくなります。厚くなったプラークが破綻し、壊れることがきっかけになるのです。

動脈硬化

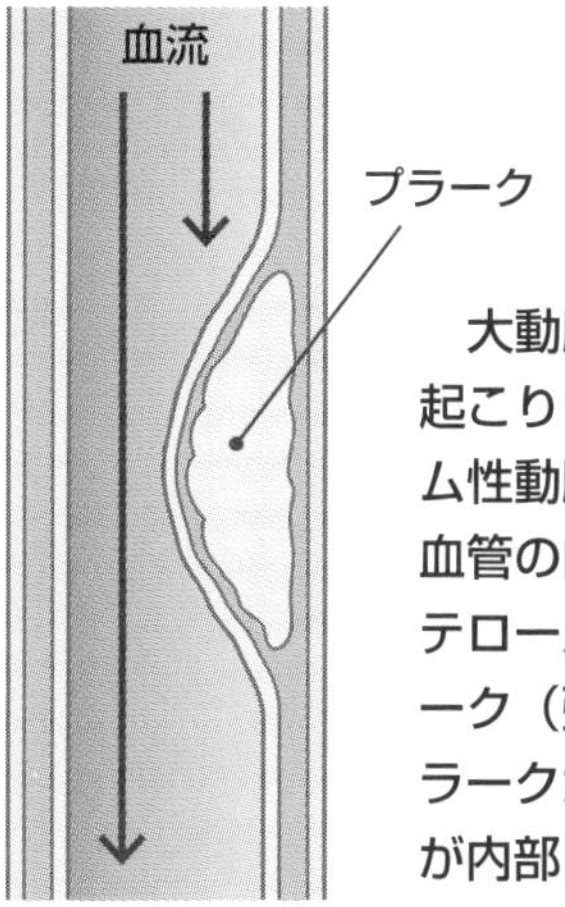
血流
プラーク

大動脈のような太い血管に起こりやすいのは、アテローム性動脈硬化というタイプ。血管の内部に酸化したコレステロールなどがたまってプラーク（粥腫）ができます。プラークが大きくなると血管壁が内部に盛り上がります。

潰瘍化

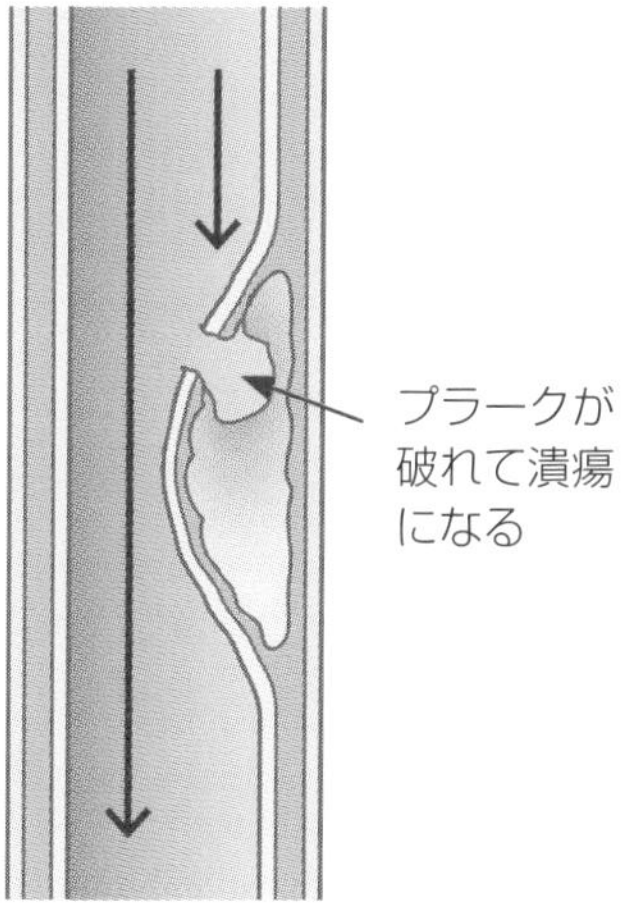
プラークが
破れて潰瘍
になる

高血圧などで血管の内側に強い圧力が加わると、プラークが破れることがあります。「潰瘍」という深い傷になり、潰瘍部分の血管がとてももろくなります。

解離発生

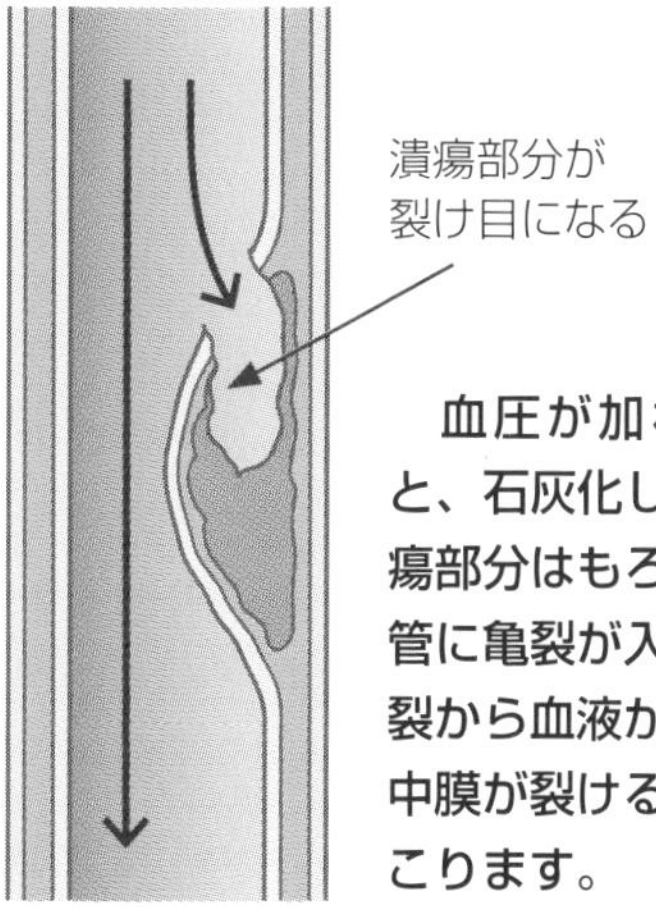
潰瘍部分が
裂け目になる

血圧が加わり続けると、石灰化した部分や潰瘍部分はもろいため、血管に亀裂が入ります。亀裂から血液が流れ込み、中膜が裂けると解離が起こります。

見つかり方

前ぶれもなく、突然激痛が起こる

急性の大動脈解離は、あるとき突然起こります。前ぶれはなく、解離が起こる前に気づくことはほとんどありません。

痛みは発症時が最強。やがて多彩な症状が現れる

解離で血管壁が裂けると激しい痛みに見舞われます。胸や背中が痛み、解離範囲の広がりに伴って痛みもおなかなどへ移動します。痛みは裂けるときが最も強く、解離が止まれば軽減しますが、再び解離が起これば、また強くなります。

裂けた動脈が本来の血液の流れを妨げると（→P38）、血流が悪化してさまざまな症状が現れます。血圧の急低下によるショック症状や急性心不全のほか、血流が途絶えて脳梗塞《こうそく》や心筋梗塞、腎不全などを引き起こすこともあります。

症状が刻々と変化する

解離のほとんどは、胸の大動脈に発生します。まず激痛が起こり、時間の経過とともに全身にさまざまな症状が現れます。いずれも命にかかわる重大な症状で一刻の猶予もなりません。

発症時

大動脈のどの部分に解離が起こっているかによって胸やおなか、背中などに激しい痛みが現れます。痛みは非常に強く、「拍動性」といって脈拍に合わせてズキンズキンと痛みます。

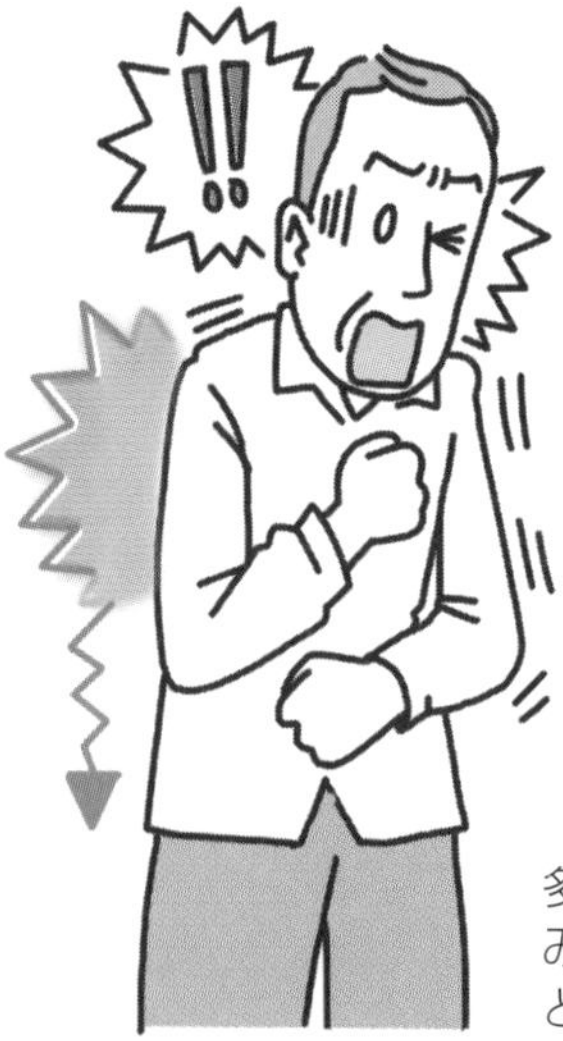

移動するような激痛

動脈が裂けるのにしたがって痛みも移動します。初めは胸や背中が痛く、やがて腰に移動するように感じられます。まれに胸や背中の痛みがないこともあります。

多くは生涯でいちばん強い痛み。女性では、出産よりも痛いと表現する人もいるほど

痛みのあと

解離の部位や血流障害の位置によって、さまざまな症状が起こります。これらの症状は多彩で、症状だけでは大動脈解離かどうかはわかりません。検査が必要です。

失神、意識障害

激痛によるショックで、気を失うことがあります。大動脈が破裂して大出血したり、心タンポナーデ（→P39）になったりして、起こることもあります。

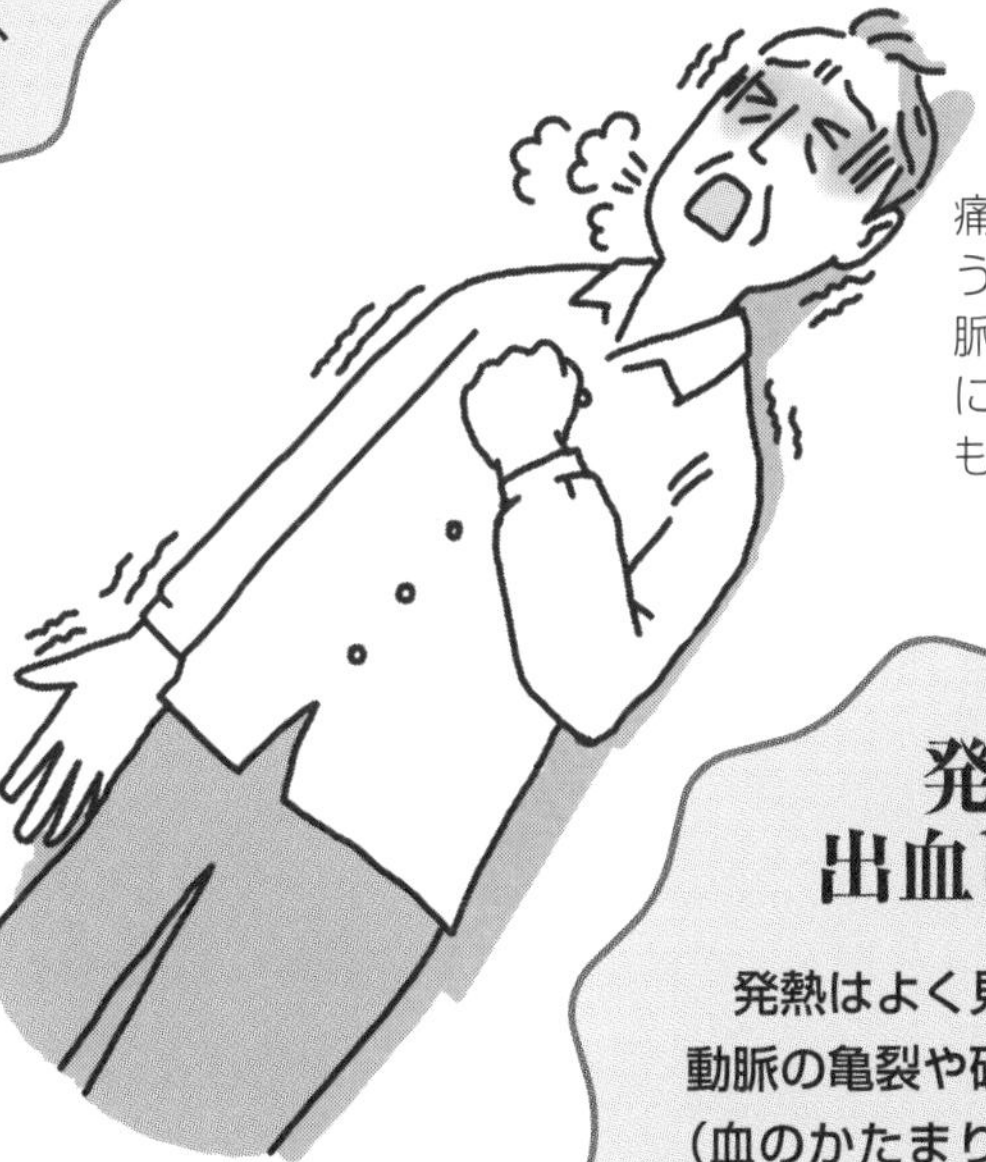

痛み以外の症状のほうが目立つと、大動脈解離だと気づくのに時間がかかることもある

呼吸困難、血痰《けったん》

解離が心臓と大動脈のつなぎ目（基部）で起こると、心臓の弁が正常に動かなくなって心不全を起こします。心不全を起こすと、呼吸困難や血痰という症状が現れます。

発熱や出血しやすさ

発熱はよく見られる症状です。動脈の亀裂や破裂が起こると血栓（血のかたまり）ができやすいため、体が血栓をつくらないように血液を固まりにくくして、出血しやすくなることもあります。

手足のマヒ

解離による血流障害で、脳や心臓へつながる血管がふさがれると、脳梗塞や心筋梗塞が起こります。血管がふさがれた部位によって症状が異なりますが、手足のマヒなどが現れます。

解離による合併症

裂け目が血流を妨げて合併症を起こす

解離が起こると出血や血流障害により、さまざまな症状が現れます。これらが合併症で、合併症自体にも命にかかわるものがあります。

解離によって出血や血流障害が起こる

大動脈解離が起こると、さまざまな血管が狭くなって血流障害が起こるために、合併症が引き起こされます。

例えば、解離によって動脈の分枝が圧迫されると、その先につながる臓器への血流が低下したり、出血によって心臓が圧迫されたり、心臓の大動脈弁が壊れたりします。こうして起こった合併症によって命を落とすこともあるのです。

また、合併症の症状のほうが目立つため、そもそもの原因である大動脈解離に気づきにくいという問題もあります。

血流障害の起こり方

解離のさい、真腔が偽腔にふさがれて血流障害（虚血《きょけつ》）が起こることがあります。血流障害の起こり方は2つで、大動脈がふさがれるか、大動脈の分枝がふさがれるかで分かれます。両方が起こることもあります。

▼大動脈がふさがれるケース

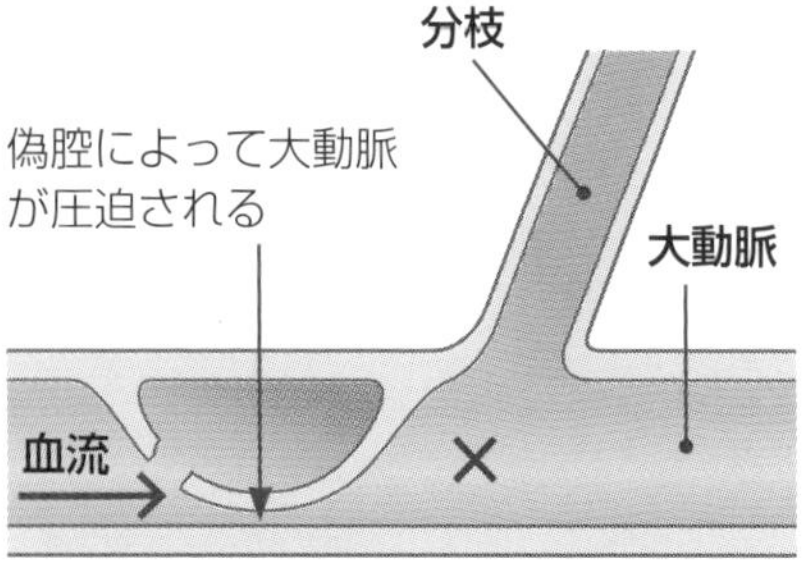

偽腔が大動脈をふさぐと、その先すべての大動脈や分枝への血流が不足します。全身に多彩な症状が起こります。

▼分枝がふさがれるケース

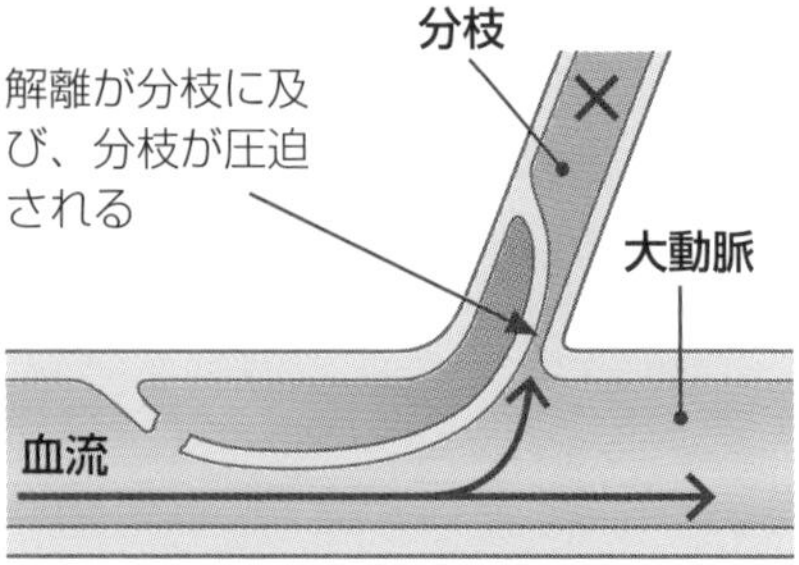

動脈の分枝がふさがれると、内臓など分枝の先への血流が不足します。大動脈は血流が保たれるため、症状は局所的に起こります。

合併症の症状

血流障害が起こると、ふさがれた血管に応じて臓器や部位に合併症の症状が現れます。上行大動脈や弓部大動脈がふさがれると、その先のすべての血管に影響が及びます。

めまい・けいれん

頭部や首へ分岐する部分がふさがれると、脳への血流が不足します。めまいや頭痛、けいれん、失神のほか、脳梗塞を起こすこともあります。

声がれ・上半身マヒ

腕や首、上半身へ分岐する動脈の血流障害によって起こります。食べ物が飲み込みにくくなることもあります。

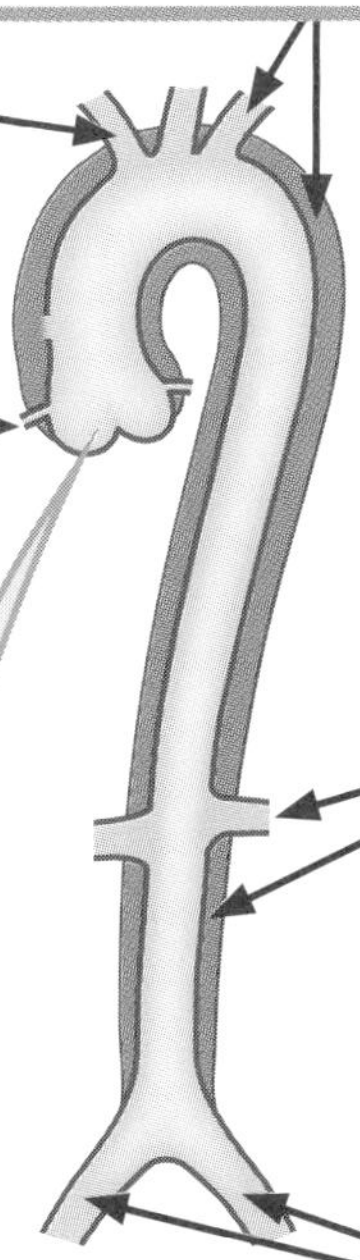

心筋梗塞・不整脈

心臓に血液を送る「冠動脈」の血流障害は、狭心症や心筋梗塞、不整脈を起こします。心筋梗塞を起こすと死亡する可能性が高くなってしまいます。

腎不全・腸管壊死《えし》

腎臓や腸への動脈がふさがれると、腎臓や腸に血流障害が起こります。腎不全や腸管の壊死、腹痛や腸管マヒ（腸閉塞《へいそく》）、腹膜炎《ふくまくえん》などが起こることもあります。

脚のしびれ・マヒ

下半身への動脈の血流障害は、脚の冷感やしびれ、マヒ、間欠性跛行《はこう》（歩行すると痛みが起こる状態）、脚の壊死などを引き起こします。脊髄《せきずい》への血流が障害されると、下半身の対《つい》マヒ（左右の下半身のマヒ）が起こります。

心タンポナーデでは、ふらつきや息切れ、冷や汗、失神が起こったり、顔が青白くなったりする

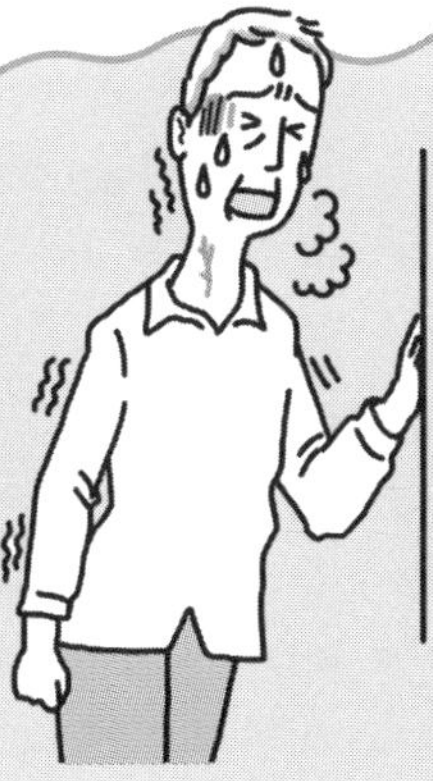

解離が心臓に及ぶと最も危険

心臓に最も近い上行大動脈や基部で解離が起こると、心臓を包んでいる膜の中に血液がたまる「心タンポナーデ」を起こします。心臓が正常に動けなくなり、死亡する危険が非常に高くなります。

症状が似た病気

心筋梗塞や胃腸炎とまちがいやすい

大動脈解離を発症した場合、大至急治療を開始しなければ命にかかわります。症状がよく似た病気があり、しばしばまちがわれることもあります。

急に胸が痛む病気

胸に痛みが現れる病気は多く、心臓や肺をはじめ、食道や胃などに異常があるときも起こります。解離との症状の見分け方は、痛みの続く時間や痛み方などです。

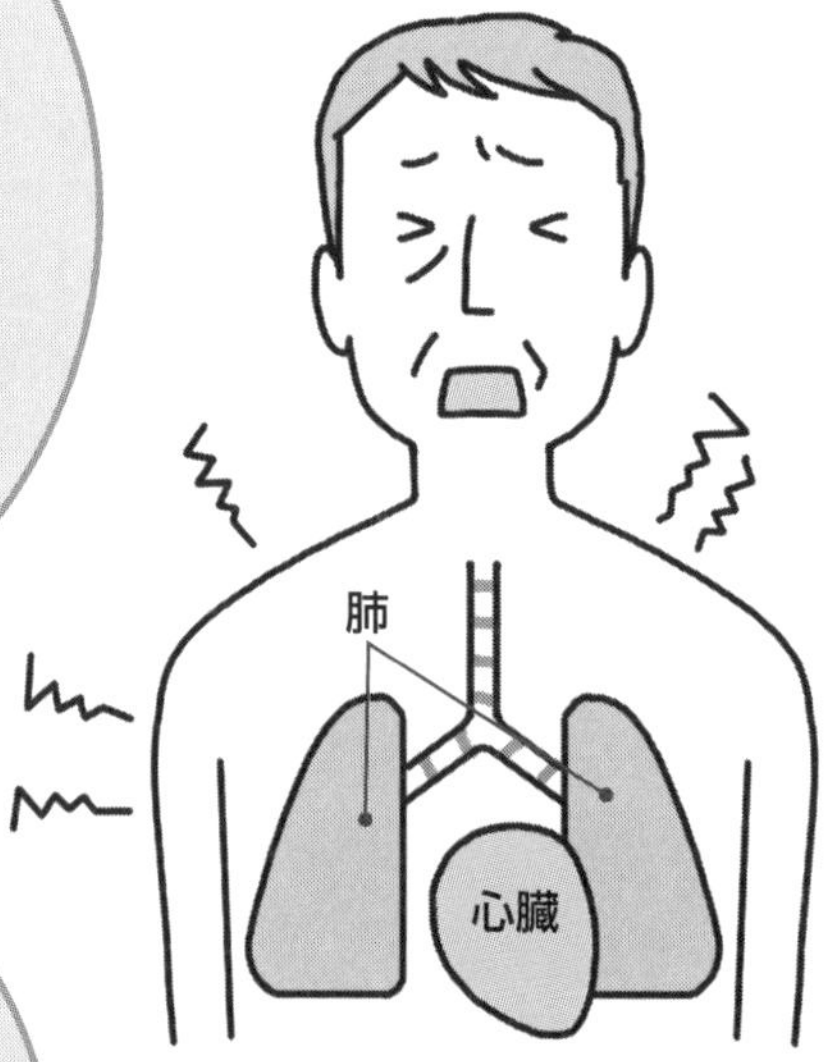

胸の中には心臓や肺、食道などがある

心臓の病気

狭心症や心筋梗塞も、胸に強い痛みが起こります。狭心症は、時間が経つと自然に痛みが治まりますが、心筋梗塞では痛みが自然に治まることはありません。これらの心臓病は大動脈解離と合併することも多くあります。

食道の病気

突然、食道が裂ける食道破裂があります。激しい胸痛と腹痛、呼吸困難などの症状が起こります。中高年の男性に多く、飲酒後の嘔吐《おうと》が原因となって起こりやすい病気です。

肺の病気

気胸《ききょう》や肺血栓塞栓症《はいけっせんそくせんしょう》などがあります。気胸は肺の空気もれで、男性に多く、結核や間質性肺炎、肺《はい》気腫《きしゅ》、腫瘍《しゅよう》があると起こりやすくなります。肺血栓塞栓症は、脚の静脈の血栓＊が肺への血管に飛ぶ病気で、長時間の乗り物移動や手術などのあとに見られます。

＊深部静脈血栓症。エコノミークラス症候群ともいう

急におなかや背中が痛くなる病気

「急性腹症《ふくしょう》」という名前がつくほど、突然腹痛が起こる病気は多種類あります。痛みが背中側や腰に広がることも珍しくなく、大動脈解離の症状とまぎらわしい症状も多く起こります。

消化器の病気

腹痛の原因で最も多いのは、胃や腸、胆のう、すい臓など消化器の病気です。このなかには、激痛が起こるものも多くあります。

- ●胃腸の病気
  （急性胃腸炎、急性虫垂炎《ちゅうすいえん》、腸ヘルニア、胃潰瘍、腸ねん転など）
- ●すい臓の炎症
- ●胆のう・胆管の炎症、胆石
- ●肝臓の炎症

泌尿器の病気

腎臓や膀胱《ぼうこう》、尿管などの尿路の病気で痛みが起こることもあります。特に腎臓結石や尿路結石は激しく痛みます。結石の位置によっては腰が痛くなることも。

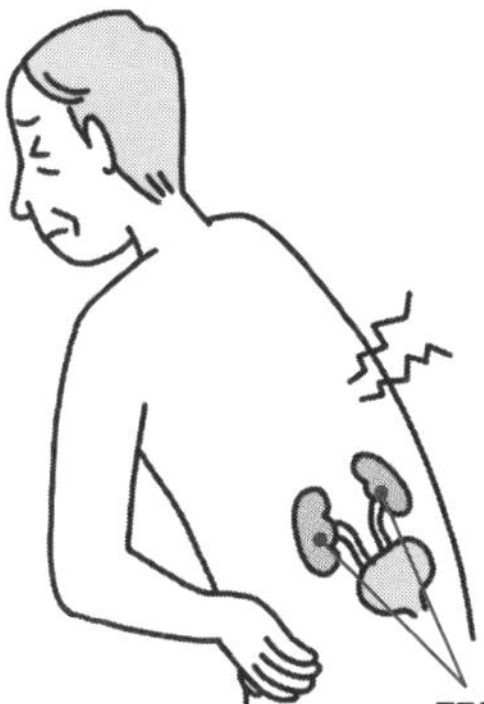

腎臓の異常で痛みが起こる場合、おなかよりは背中が痛むと表現する人が多い

婦人科系の病気

女性では、子宮や卵巣などの病気の可能性もあります。流産や早産、子宮外妊娠、卵巣のう腫やねん転で痛むこともあり、妊娠可能な年齢では鑑別が必要です。

急に激痛を起こす病気と区別する

胸やおなか、背中に激痛が起こる病気は大動脈解離だけではありません。胸部や腹部には多数の臓器があり、痛みだけで診断を確定するのは困難です。

しかも、病気によっては大動脈解離と同じく、一刻も早く治療を開始しないと命にかかわるものもあります。

病気を見分けるには、痛み以外の症状や手がかりが必要です。いつから、どこに、どんな症状があるのか、また既往歴があれば必ず医師に伝えましょう。さらに画像検査や血液検査などから診断を確定します。

検査と診断

画像検査を急いで受け、裂け目を見つける

大動脈解離は発症から時間が経過するほど、死亡率が高くなります。解離が疑われるときは一刻も早く検査を受けて、大動脈の状態を調べます。

確定診断にはＣＴ検査が必要

大動脈解離が起こると激しい痛みや合併症による症状が現れるため、ほとんどは救急車で医療機関を受診します。

医療機関では速やかに検査がおこなわれます。ほかの病気との鑑別には、患者さんの病歴や付き添いの人の情報が重要な手がかりになります。

痛みは狭心症や心筋梗塞とよく似ているため、まずは心電図検査や血液検査がおこなわれます。解離では、特にＣＴによる検査が有効です。ＣＴ検査で偽腔が見つかれば、解離と確定できます。

診断までの流れ

診察などで症状や患者さんの状態から大動脈解離が疑われるときは、すぐに超音波やCTなどの画像検査がおこなわれます。

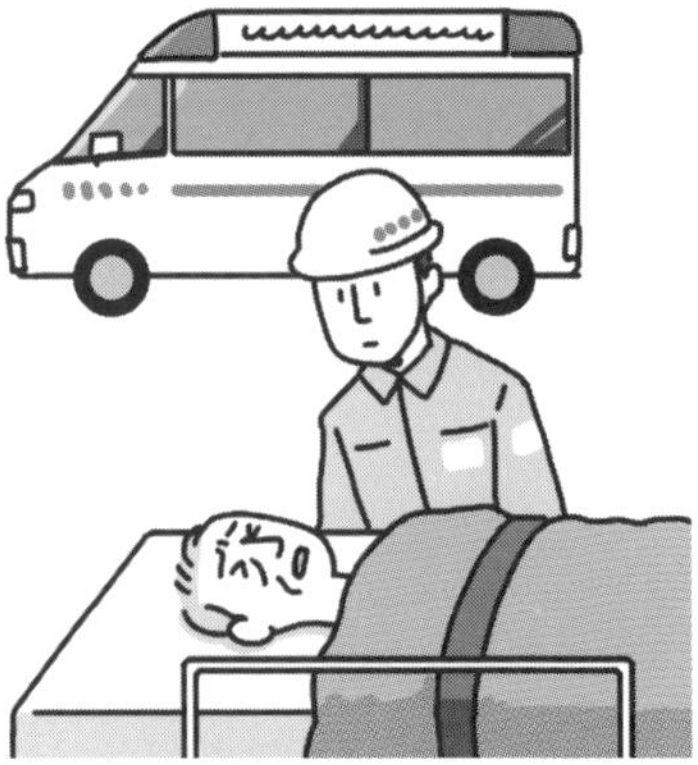

ただならぬ激痛で動けなくなるため、ほとんどの人が救急車で運ばれる

診察・問診

視診・聴診・触診で全身状態を確認されます。問診では、本人の受け答えができれば痛みなどの自覚症状について、いつから、どんな痛みかといったことを聞かれます。付き添いの人も話を聞かれることがあります。

＋

血圧測定・血液検査

解離による血流障害があると手足の血圧に差が生じるため、両手両足で血圧を測定します。ほかの病気との鑑別には血液検査が不可欠で、特に「D-dimer《ディーダイマー》」の値が500ng／mL以上だと解離が強く疑われます。

画像検査

画像検査は時間を要するものもあるため、素早くできるものから受けていきます。エックス線検査や心電図検査、超音波検査は医療機関に到着すると先におこなわれることが多い検査です。

●エックス線検査
●心電図検査
●超音波検査（体表）

エックス線検査では胸部大動脈の異変が見つかることがあります。心電図検査では狭心症・心筋梗塞との鑑別や、合併症を調べます。超音波検査はフラップや大動脈の分枝、冠動脈の状態、心タンポナーデの有無がわかります。

解離の疑いあり

●CT（単純・造影）検査
●超音波検査（心エコー）

大動脈解離の診断を確定するにはCT検査が必須です。造影剤を使うと解離の状態が鮮明にわかります（下記）。体表からの超音波検査でわからない場合は、口から検査機器を入れ、食道経由で超音波（心エコー）検査をおこなうこともあります。

大動脈解離と診断

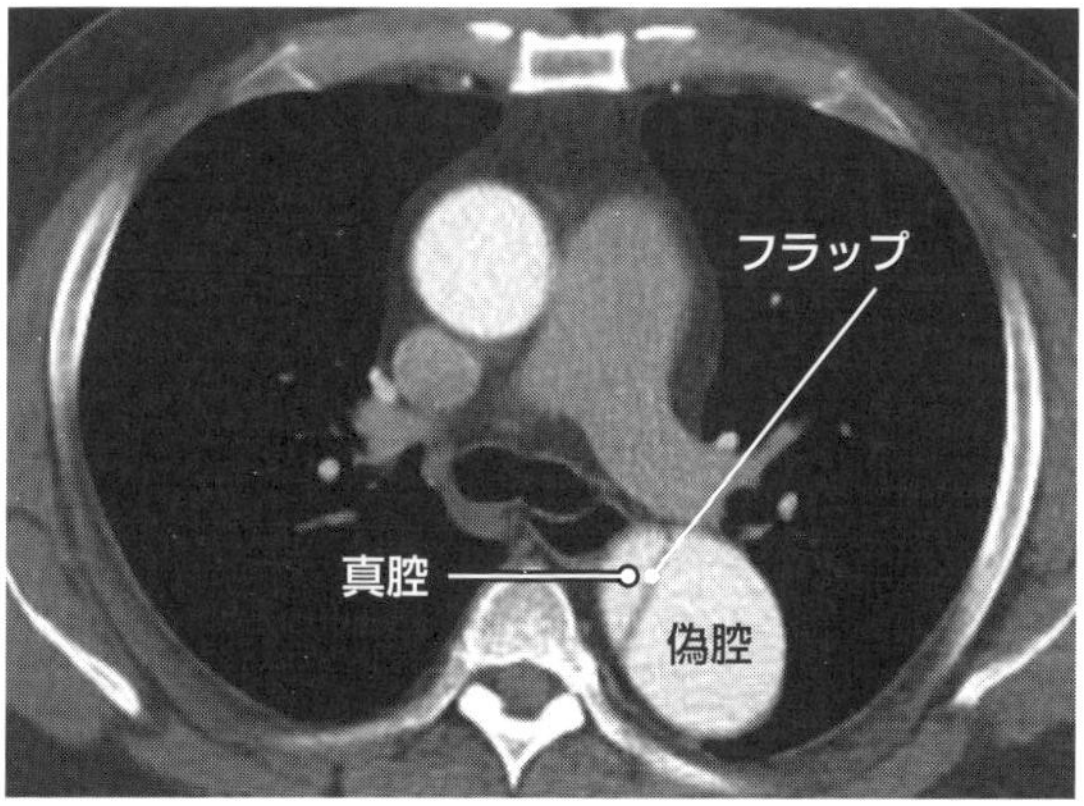

大動脈解離のCT画像

造影剤を使ったCT画像。血管が二重になっているのがわかる

タイプ

裂け目が心臓から近いか遠いか

大動脈解離は、解離が大動脈のどの部分で起こったかによって重症度が変わります。タイプの分類は、解離の範囲によって大きく二つに分けられます。

上行大動脈に解離があるかどうかを確認する

解離の分類にはいくつかありますが、最もよく使われるのは「スタンフォード分類」です。この分類では、解離が上行大動脈を含むかどうかによって、A型とB型という二つのタイプに分けられます。

解離が上行大動脈を含んでいると心臓の合併症を起こす危険が高く命にかかわるため、重要な指針となるからです。入口部の位置は問われません。

ほかに解離の範囲と入口部の位置に基づく「ドベーキー分類」もあり、こちらで診断される人もいます。

解離の範囲によるタイプ分け

診断時に広く使われているのが、スタンフォード(Stanford)分類です。解離の範囲による分け方で、A型とB型の2つがあります。

A型

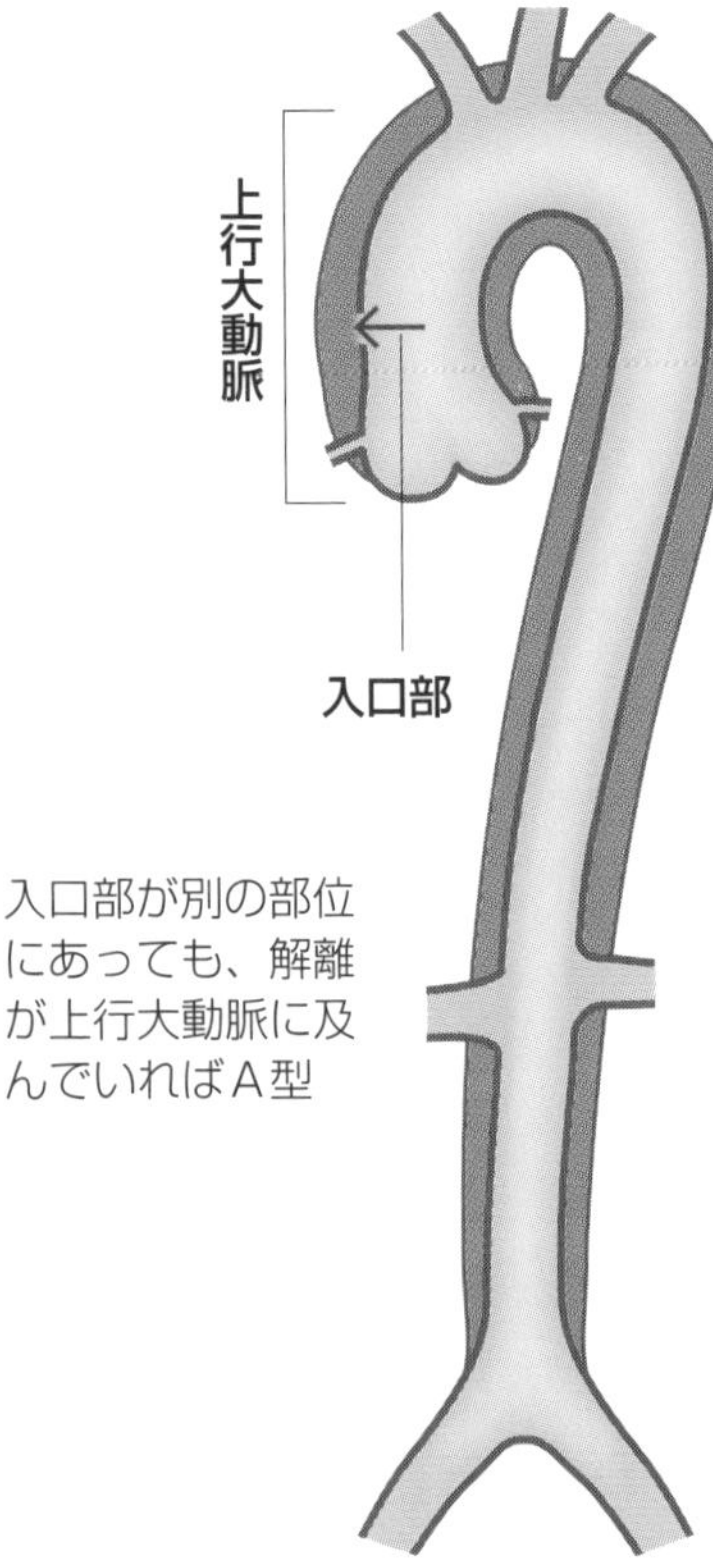

入口部が別の部位にあっても、解離が上行大動脈に及んでいればA型

解離範囲

上行大動脈に解離があるもの

上行大動脈は心臓に最も近いため、解離を起こすと強い圧力を受けて血管が破裂を起こす危険性が高い部位。心タンポナーデや心筋梗塞といった、解離に伴う重大な合併症を起こす可能性もあります。原則的に手術がおこなわれるタイプです。

ほかの分類方法もある

ドベーキー（DeBakey）分類では、解離の範囲と入口部の位置によってタイプが分かれます。大きく3つのタイプがあります。

Ⅰ型▶

上行大動脈に入口部があり、弓部大動脈から末梢に向かって解離が起こっているもの。スタンフォード分類ではA型に該当する

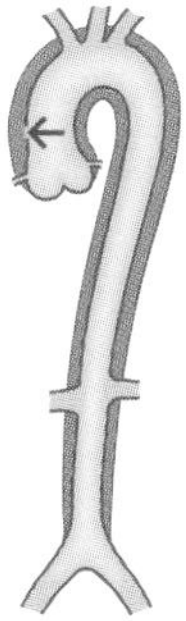

Ⅱ型▶

解離が上行大動脈に限られているもの。スタンフォード分類ではA型に該当する

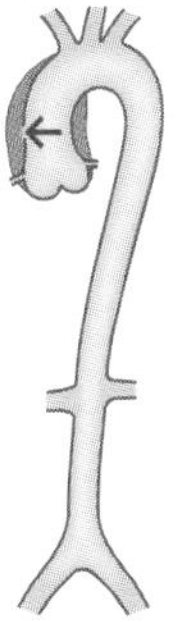

▼Ⅲ型

Ⅲa▼

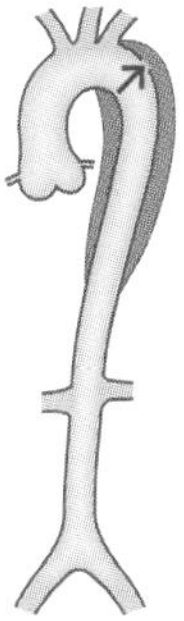

Ⅲb▼

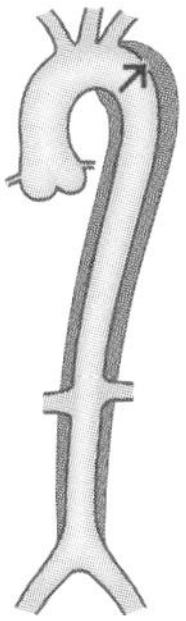

下行大動脈に入口部があるもので、さらにaとbの2つに分けられる。a型は腹部大動脈には解離が及んでいないもので、b型は腹部大動脈まで解離が及んでいるもの。いずれもスタンフォード分類ではB型

B型

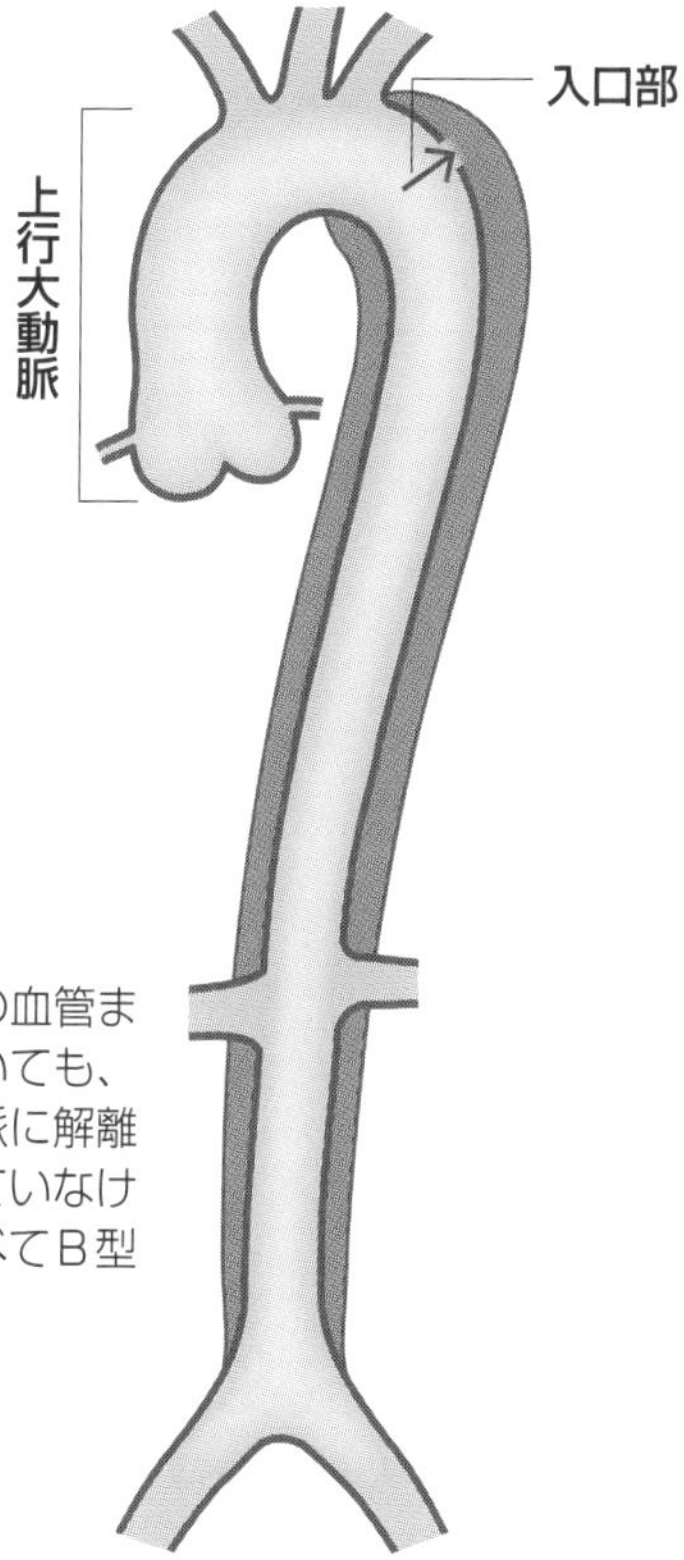

解離が脚の血管まで及んでいても、上行大動脈に解離が起こっていなければ、すべてB型

解離範囲
上行大動脈に解離がないもの

解離の部位が心臓から離れているため、比較的破裂の危険が少なく、A型よりも危険度は低くなります。解離に伴う合併症があれば手術が必要になることもありますが、薬などの治療で様子を見ることが多いタイプです。

発症後の経過

二週間程度で体の状態が落ち着いてくる

大動脈解離は、発症後、症状や状態が目まぐるしく変化しますが、時間とともに徐々に落ち着きます。落ち着いてくる時期の目安が二週間です。

2つの時期で状態が異なる

治療は、急性期と慢性期に分けておこなわれます。解離のタイプによっては発症後すぐに緊急手術が必要な場合がありますが、それ以外は解離の状態をよく見て、血管の破裂や解離に伴う合併症、再発を防ぐための治療をおこないます。

発症

2週間まで

急性期

この期間はまだ解離したばかりで、解離の範囲も広がりやすく、血管の破裂の危険性も高い状態です。解離に伴って新たな合併症が発生しやすく、危険な状態に陥りやすいのです。

救命と破裂予防

まずは救命と解離による合併症の予防や治療が重要です。薬で血圧と脈拍をコントロールし、痛みに対する治療もおこないます。治療法はタイプによって手術か薬による治療が選択されます。

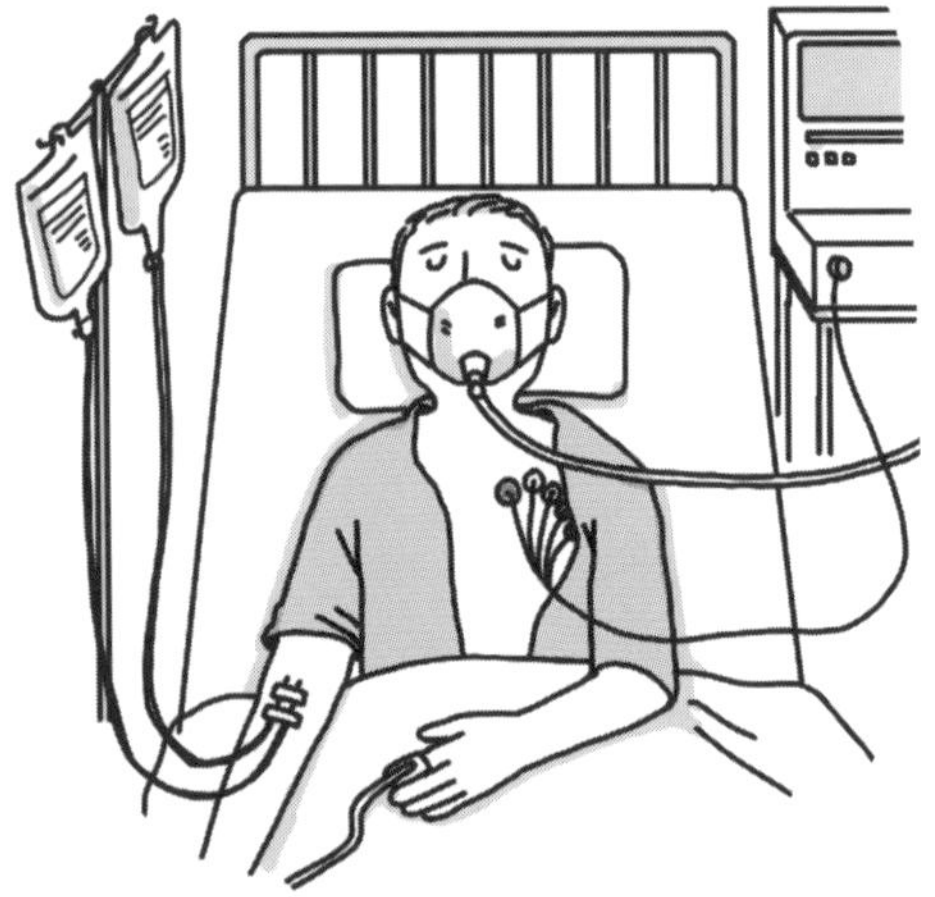

最初は絶対安静。心電図などのモニターで、体の状態を慎重に確認しながら、治療が続けられる

2週間以降

慢性期

裂けた血管に入った血液が固まる（血栓化）などして、解離の範囲が広がりにくくなります。新たな合併症が現れる可能性も低くなり、全身状態が安定してきます。

再発とこぶの予防

破裂や、「再解離（再発）」といって別の部位で解離が起こる可能性が残ります。薬で血圧を下げて、再発や破裂を防ぐ治療をおこないます。慢性期でも血管の破裂や解離範囲の拡大、再発があれば手術をおこなうこともあります。

二週間経ったらひとまず安心

大動脈解離は、発症から二週間以内を「急性期」、それ以降を「慢性期」として治療がおこなわれます。

さらに発症から四八時間以内は「超急性期」と呼ぶことがあります。特に緊急度が高く、厳重な管理が必要な時期です。発症直後四八時間までは、特に血管が破裂しやすいからです。

集中治療室で経過を観察し、以降もおおよそ一週間は気を抜けない状態が続きます。発症から二週間経過すると慢性期に入り、解離の状態も安定してきます。

偽腔内に血流がなければ将来の経過はよい

専門的には、偽腔内の血流の有無も見極めます。血栓化して血流がないと危険度が低く、将来の経過がよいことがわかっているのです。血流が一部にある場合もあります。

▼偽腔閉塞型

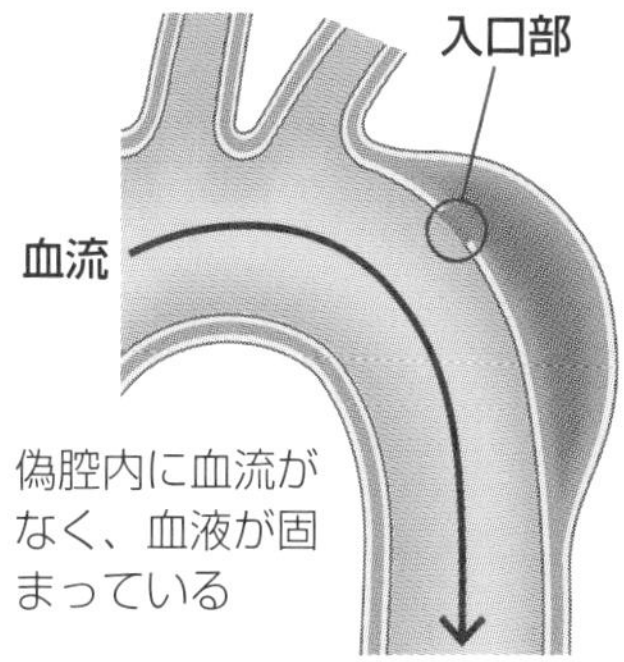

偽腔内に血流がなく、血液が固まっている

▼偽腔開存型

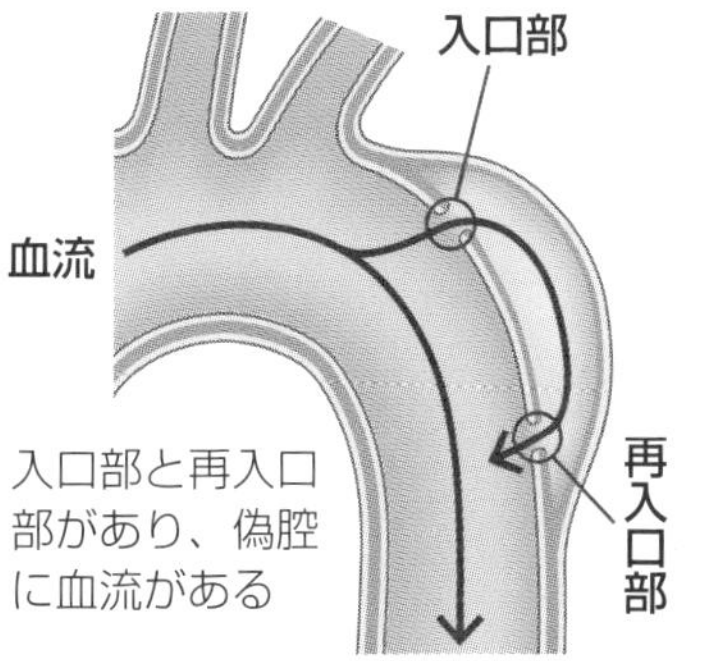

入口部と再入口部があり、偽腔に血流がある

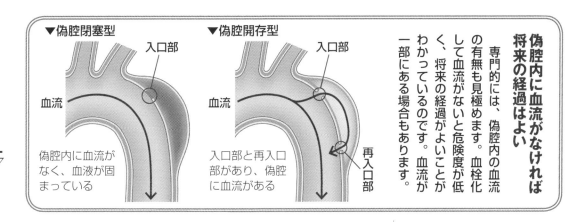

血管の破裂や解離範囲の拡大、再発を防ぐ

大動脈解離の根本治療は手術だけですが、すべての人が手術を必要とするわけではありません。薬の治療で解離が安定すれば、手術をせずに済む場合もあります。

薬の目的

薬の治療では、主に降圧薬を点滴して血圧を低く保ちます。血圧、つまり血管にかかる圧力を減らすことで、破裂や解離範囲の拡大などを防ぐのが目的です。

血圧や心拍数を下げる

血圧は、ほかの臓器への血流を維持できる最低限まで下げます。できるだけ心拍数も抑えます。立ち上がると血圧や心拍数が上がるので、急性期、特に発生直後は横になって安静を保ちます。

破裂や解離の拡大・再発を防ぐ

血圧や心拍数が下がることで、大動脈への負荷が減り、破裂や解離範囲の拡大などを防ぐことが期待できます。退院したあとも、血圧のコントロールが重要です。

裂けた血管を治すのは手術しかない

解離の治療中は、状況が目まぐるしく変わります。患者さんや家族は混乱し、不安になるでしょう。

根治のためには手術しかありませんが、手術が必要なのは、血管の破裂や合併症があるとき、強い痛みが続くとき、こぶが大きくなったときです。

手術か薬かは、原則として解離のタイプと患者さんの全身状態から、外科医が判断します。手術にも一定の危険性があります。命や合併症の危険性と比較して、つまり益と害をはかりにかけて、治療法が決定されます。

破裂した血管を修復する

破裂すると大出血して命にかかわるため、緊急手術が必要です。人工血管で破裂した大動脈を再建します。

手術の目的

手術は、大出血と合併症を改善・予防するためにおこなわれます。手術では、解離した血管を人工血管に置き換えます。解離の範囲が広い場合は、すべてを人工血管にするのは難しいので、破裂や合併症の危険性を考慮して手術範囲が決められます。

大きくなったこぶの破裂を防ぐ

解離した血管がふくらんで解離性大動脈瘤となった場合、紡錘状大動脈瘤よりも破裂しやすい状態です。大きさや拡大速度などから破裂の危険が高いと判断されたら、破裂を未然に防ぐために手術します。

大出血と合併症を改善・予防

大出血や合併症を改善・予防できれば、経過もよくなることが期待できます。

血流障害を改善する

偽腔などが大動脈や分枝の血流を妨げている場合、薬では改善が見込めません。命の危険を脱したとしても、血流障害が重大な合併症を残して、日常生活に支障をきたします。手術で血流を再開させせます。

手術をするかどうかは慎重に判断される

手術が必要かどうかは、主に解離のタイプによります。スタンフォードA型では、血管の破裂や血流障害が高率で起こることがわかっているので、破裂する前にできるだけ早く手術をおこなうわけです。

ただ高齢の患者さんも多く、持病などの影響で体の状態が悪い人もいます（→P74）。手術そのものも危険性を伴うため、患者さんの状態に合わせて慎重に検討されます。

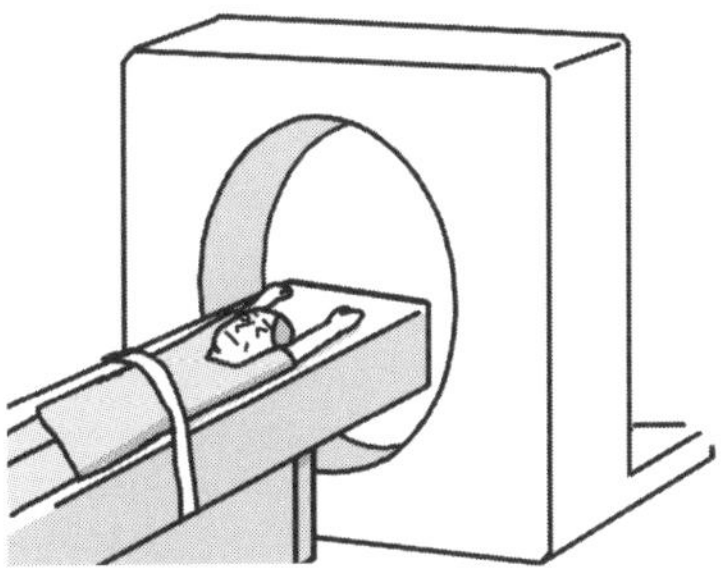

手術をするかどうかはCTなどの検査を受けて、解離や体の状態などから判断される

治療の決まり方

解離のタイプと、発症後の時期で異なる

手術が必要か、薬での治療になるかは、主に解離のタイプによります。発症後の時期が、急性期か慢性期かによっても判断が異なります。

A型の場合

スタンフォード分類のA型は、まず手術が選ばれます。手術をしないと、2日以内に半数の患者さんが死亡する危険があるためです。ほとんどは緊急で手術することになります。

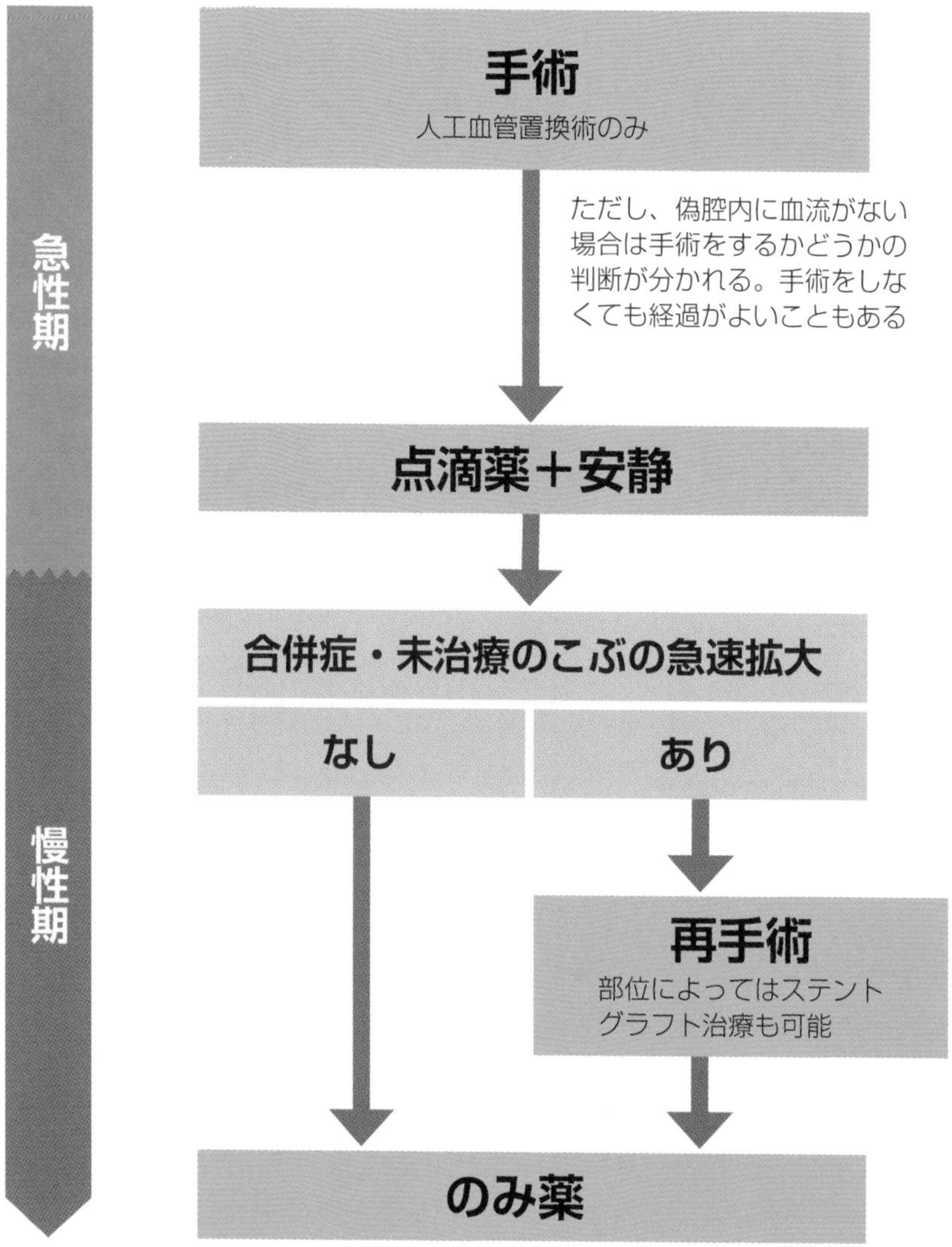

A型と合併症を伴うB型は手術をおこなう

解離のタイプがA型と診断された場合は、急いで手術を受けることがほとんどです。A型は血管の破裂を起こしやすく、しかも心臓に重大な合併症を起こす危険があるからです。手術の方法は、基本的に胸部大動脈瘤と同じです。解離がある部分の動脈を、人工血管に置き換える手術がおこなわれます(→P78)。

B型は合併症がある場合に手術が必要ですが、A型と違ってステントグラフト治療が優先されます。合併症がなければ、薬で血圧をコントロールして破裂や再発を防ぎます。

ステントグラフト治療がB型の手術の基本に

B型で手術が必要な場合、以前は人工血管置換術のみでしたが、近年ステントグラフト治療が可能になりました。ステントグラフトの性能がアップしたためです。治療後の経過も、人工血管置換術に比べてよいことがわかっています。

B型の場合

B型は合併症の有無がポイントです。合併症がなければ、薬で血圧をコントロールして経過を観察します。合併症があると危険度が高くなるため、手術が必要になります。

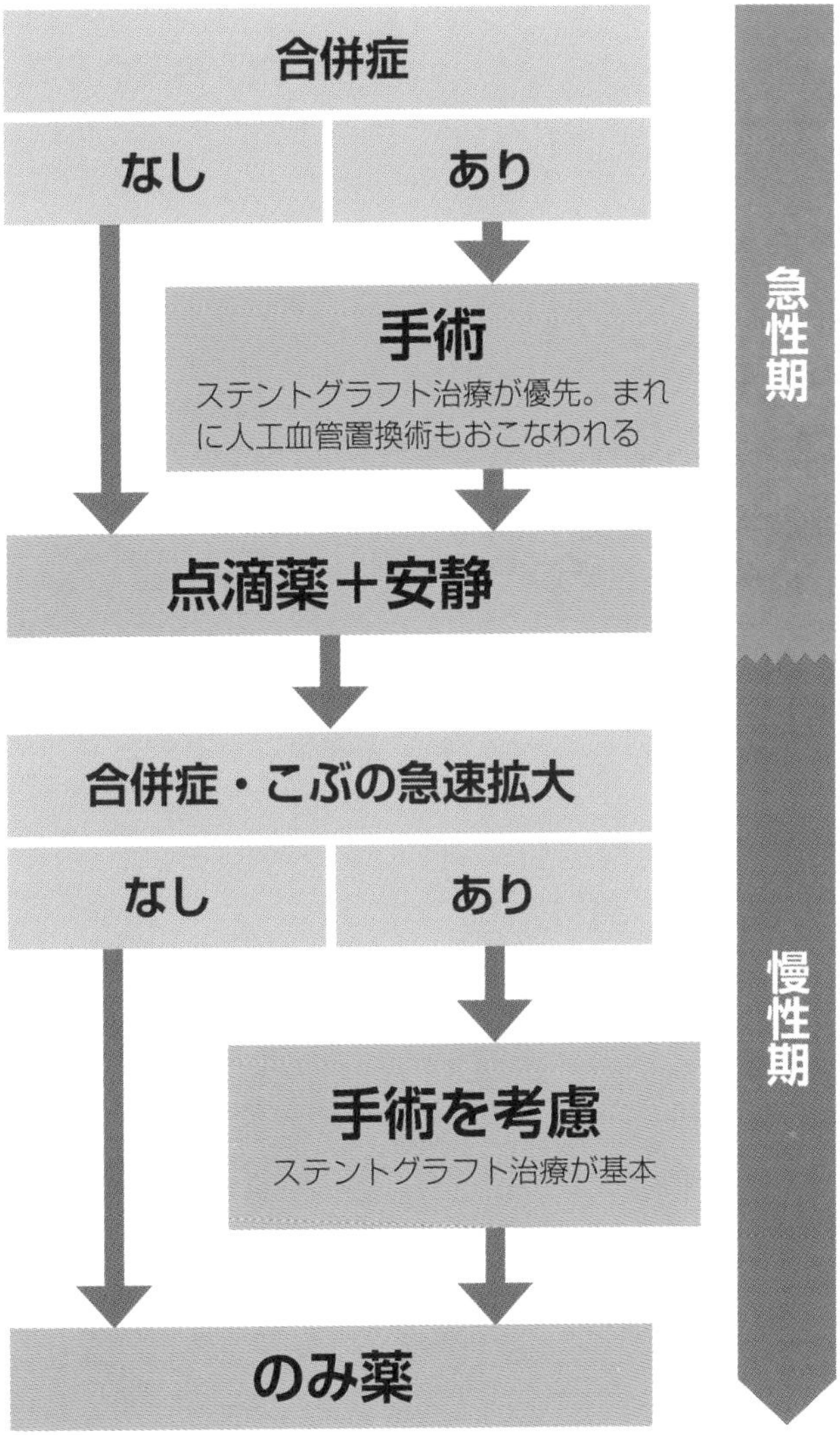

薬で治療するとき

発症から二～四週間程度で退院する

薬での治療で済む場合は、入院期間は二～四週間前後が目安となります。ただ、患者さん個人の状態によっては多少前後することもあります。

薬で治療するときの入院スケジュール

B型は、順調なら比較的短期間の入院で済みます。入院中は理学療法士とリハビリテーション（リハビリ）をおこない、体を少しずつ動かします。手術が必要な場合や解離の範囲が広い場合は、入院もリハビリの期間も長くなります。

血圧と脈拍を管理し、検査で状態を確認する

解離後の状態は個人差が大きく、一概には言えません。どちらのタイプでも、急性期は急激な悪化に備えて、集中治療室で治療を受けます。

発症

3～4日

集中治療室

発症直後から3～4日間は破裂や合併症の危険が高いため、集中治療室（ICU）で管理されます。初日以外は、食事・水分とも量を確認したうえでとることができます。

一般病棟へ

血圧などの状態が安定したら一般病棟に移ります。定期的な血液検査やCT検査は続けられます。食事は少しずつ再開されますが、トイレや入浴の制限はまだあります。

数日間は絶対安静

発症直後から数日間は、血圧を下げることが第一。ベッドで安静を保ち、上体を起こすのも制限されます。落ち着いてきたら、理学療法士が少しずつ上半身を上げます。

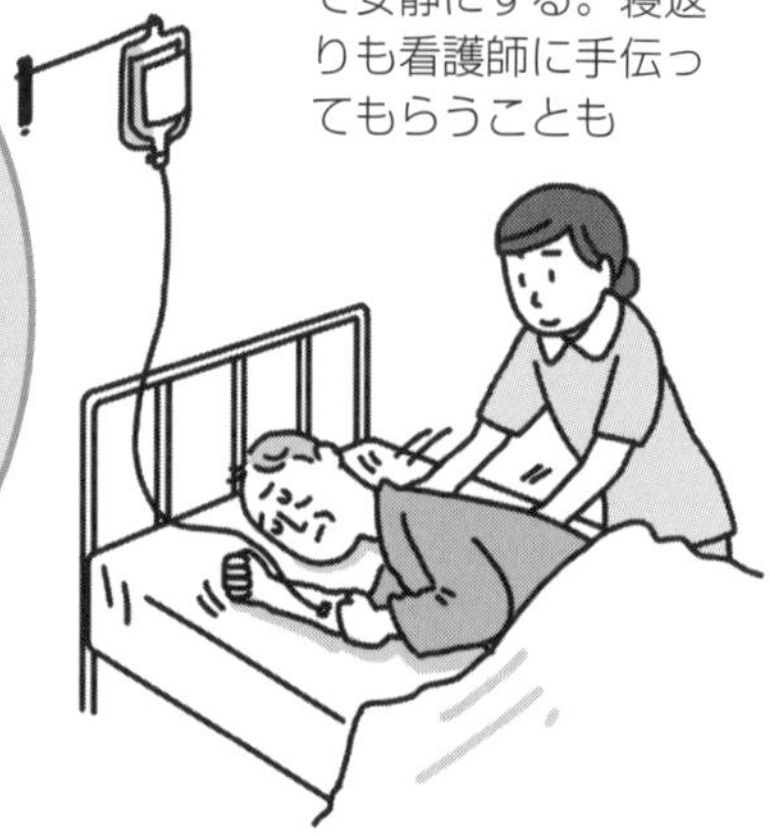

発症直後はベッド上で安静にする。寝返りも看護師に手伝ってもらうことも

B型の場合は、安静を保ち、薬で徹底的に血圧と脈拍をコントロールします。検査をおこない、悪化を見逃さないようにします。経過がよければ、三～四日目くらいに一般病棟へ移り、二～四週間で退院します。

A型の術後は、経過がよければ胸部大動脈瘤の術後と似ていますが（→P82）、入院期間は大動脈瘤よりも長くなります。

血圧コントロールの目標（収縮期）

●安静時：130mmHg

●体を動かしたとき：150mmHg未満

発症直後から入院中は、安静時で上の血圧（収縮期血圧）を130mmHg未満、できれば100～120mmHgを目安に下げます。運動時の目標は150mmHg未満です。心拍数も安静時は1分間に60回程度が目安です。

退院　16～20日くらい　　1週間

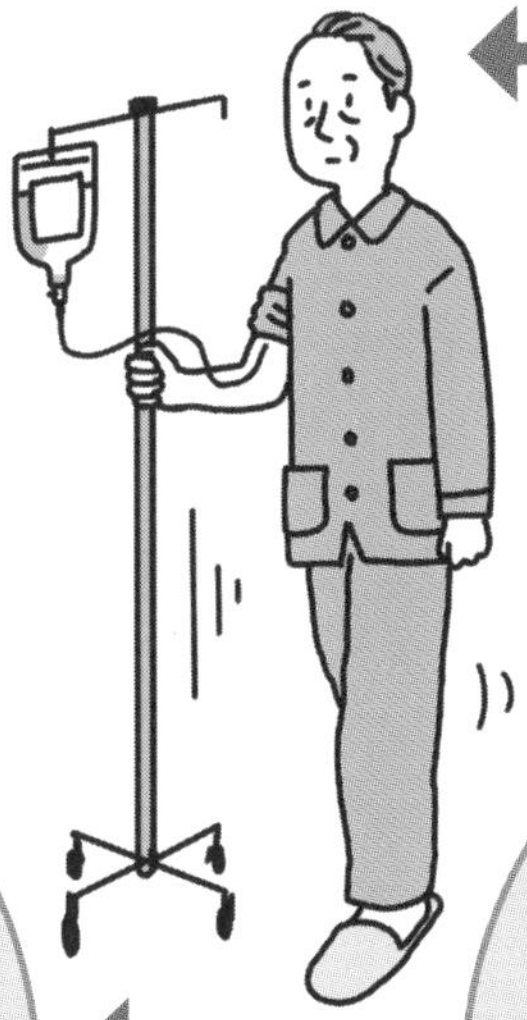

発症後は体力が著しく低下している。許可の範囲内で積極的に歩き、体力を回復しよう

自力で座り、少しずつ歩く

医師と理学療法士の指示で、少しずつ体を動かします。自力で座れるようになったら、立ち上がり、さらに病棟のトイレまで歩いて行けるようにします。

歩行できる距離をのばす

血圧が安定したら、病棟内や医療機関内を歩いて、歩行距離をのばしていきます。活動範囲は医師や理学療法士の指示を守りましょう。入院中に少しでも体力を取り戻しておくと、退院後も不安が少なくなります。

日常生活の注意を聞き、退院する

状態が安定したら退院できます。退院前に看護師や薬剤師、理学療法士、管理栄養士から帰宅後の自宅での注意点について指導を受けます。

退院後は

のみ薬で治療し、こぶができたら手術

退院後も薬での治療が続くので、定期検査と血圧管理が欠かせません。もし解離が再び起こったり、こぶがふくらんだりしたら、手術を検討します。

手術の必要な状態

ひとたび解離を起こした部分は通常の血管よりもこぶになりやすいため、定期的に検査を受けてチェックします。もし、左の項目に当てはまる場合は手術が必要になります。

- **大動脈が半年に0.5cm以上太くなった**
- **解離した大動脈径が5.5〜6.0cm以上になった**
- **重大な合併症が現れた**

など

基本は胸部大動脈瘤と同じです（→P28）。上記のように、半年間で急に大動脈が太くなった、解離後の大動脈径が6cm以上になった、解離に伴う合併症が起こった（→P39）という場合は手術を検討します。

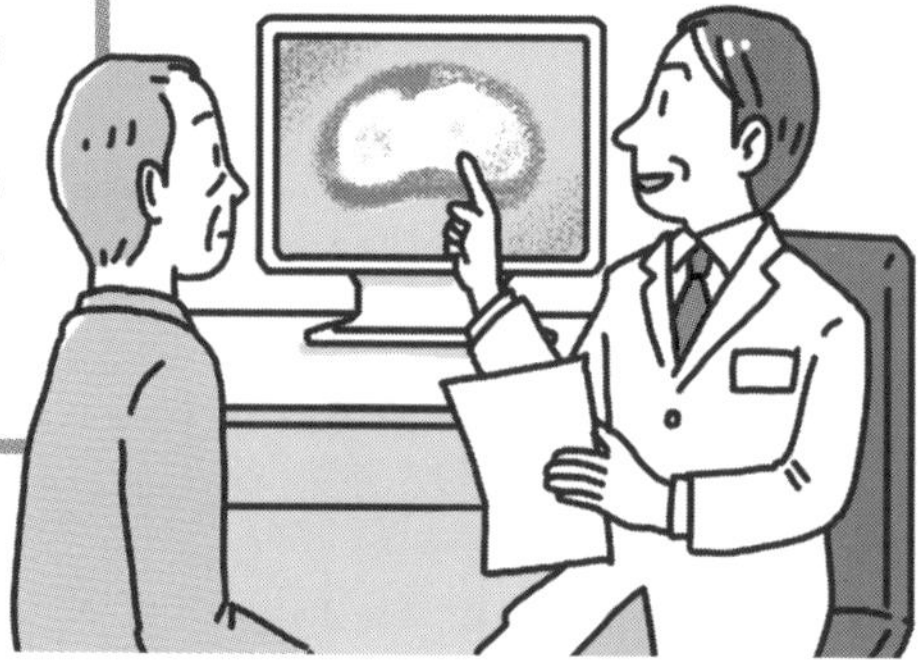

定期検診ではCT検査を受ける。大きくなっていたら外科医と治療法を相談する

日常生活に戻りつつ、治療と検診を欠かさない

解離の状態が落ち着いて破裂のリスクが下がったとはいえ、解離した血管は残っています。別の部位で再び解離が起こる可能性も、今後こぶになる可能性もあります。

そのため、大動脈瘤と同様に退院後も薬で血圧をコントロールしながら、定期的に検査を受ける必要があります（↓P60）。

大動脈解離を起こした人は、もともと高血圧をもっている場合が多いので、血圧管理は特に重要です。薬を正しく服用し、食事や生活の注意点を守ってすごしましょう。

血圧は130〜135mmHg未満

血圧管理が良好だと、解離の再発リスクを約3分の1に下げるといわれます。降圧薬を服用し、収縮期の血圧を130〜135mmHg未満に抑えます。運動時には収縮期の血圧が180mmHgを超えないように注意します。

血圧が上がりすぎない運動はOK

退院後、安静にしすぎて運動不足になるのは、血圧をコントロールするうえでは好ましくありません。血圧を上げすぎない運動を、習慣的におこないましょう。本格的なスポーツは、医師の許可が出るまで控えてください。

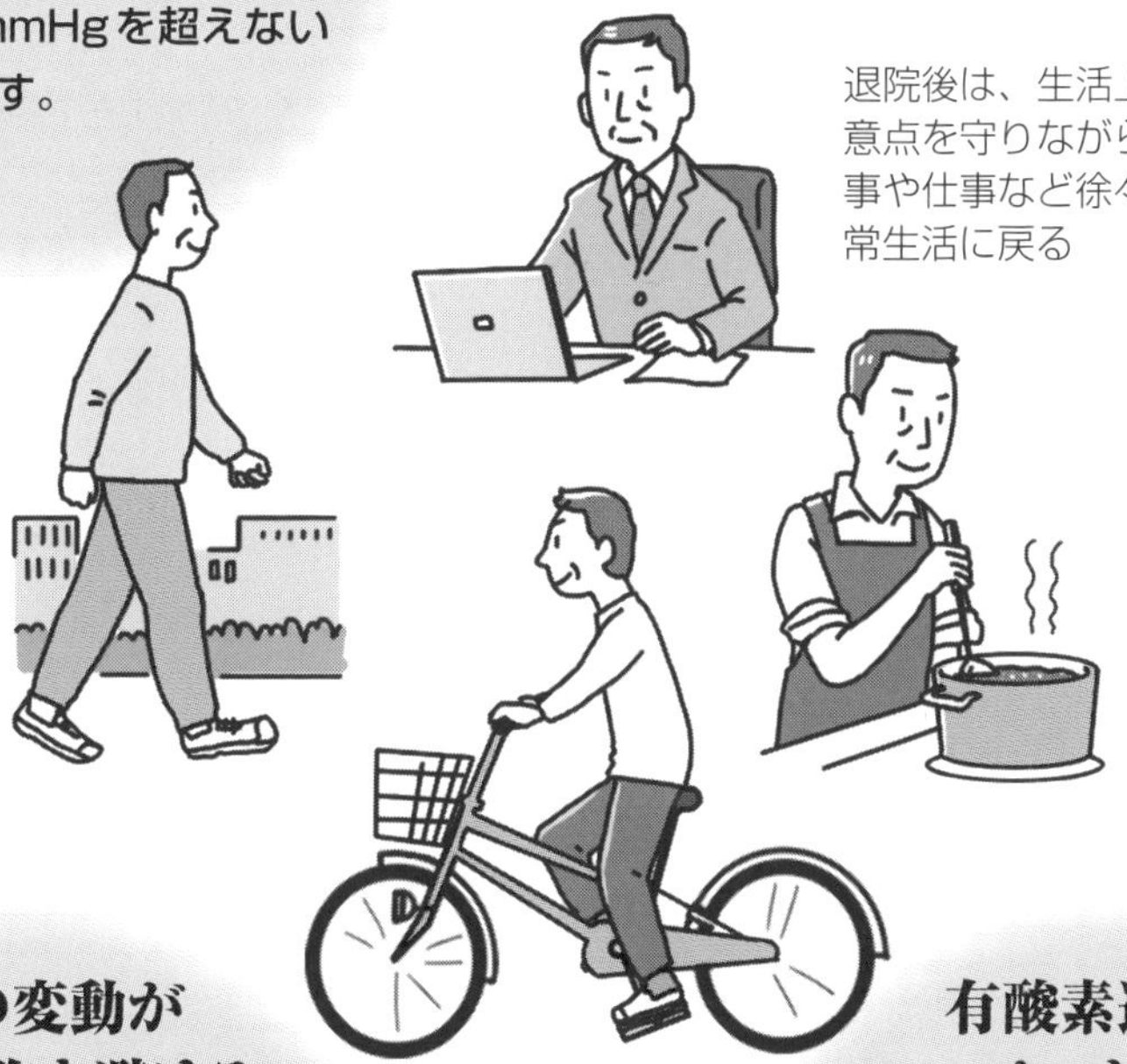

退院後は、生活上の注意点を守りながら、家事や仕事など徐々に日常生活に戻る

血圧の変動が大きい動作を避ける

排便時などの強いいきみやヒートショック（→P65）は、血圧への影響が大きいので避けましょう。重いものを持ち上げたり運んだりする仕事をしている人は、転職や部署の異動が必要になることもあります。

有酸素運動をゆったりと

息を止めて力を込めるような筋トレや短距離走などの無酸素運動はNG。ウォーキングや水泳、軽いジョギング、サイクリングなどの有酸素運動がよいでしょう。自分のペースで無理なくおこなってください。

COLUMN

高齢者は入院中に認知症に似た状態になることも

一時的なもので体の回復とともに改善する

大動脈瘤や大動脈解離の治療で入院していると、患者さんに認知症のような症状が現れることがあります。患者さんには高齢者も多く、病気が引き金で認知症になったと心配する家族も多いものです。

ほとんどは「せん妄《もう》」と呼ばれる状態で、認知症とは異なります。せん妄は、急激な環境の変化や全身状態の悪化によって、一時的に意識が混乱することで起こります。

せん妄は、体の状態が安定すれば自然に改善します。ただ、治療の妨げになることがあるため、周囲の人が気づいたら医師や看護師に相談してください。

主な対処法は、時計やカレンダーを置く、日中に日光を浴びる、状態が安定してきたらテレビや新聞を見るなどです。付き添いの人が、患者さんに積極的に話しかけるのも効果的です。

▼せん妄の症状例

- ぼんやりしている、眠りがちになる
- 日時や場所がわからなくなる
- 幻覚が見える
- 怒りっぽくなる、落ち着きがなくなる
- 話のつじつまが合わない

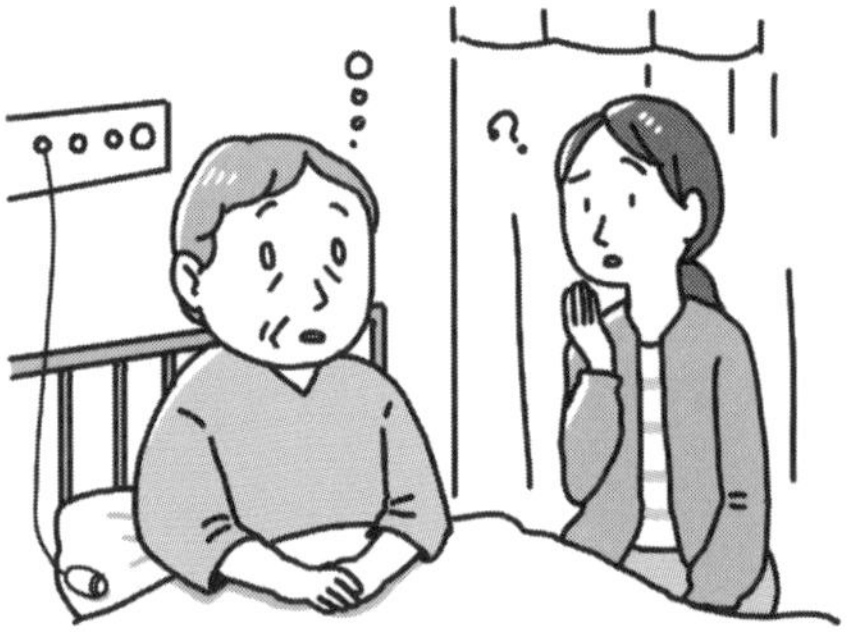

症状は認知症に似ているため、家族や付き添いの人が驚いたり心配したりすることが多い

第3章

薬と生活の工夫で進行を防ぐ

こぶが小さいうちは、薬で治療し
定期的に検査を受けることが重要です。
日常生活では、血圧が急激に上がるような動作を避け、
穏やかにすごせる環境をつくります。
ストレスもためずに解消しましょう。

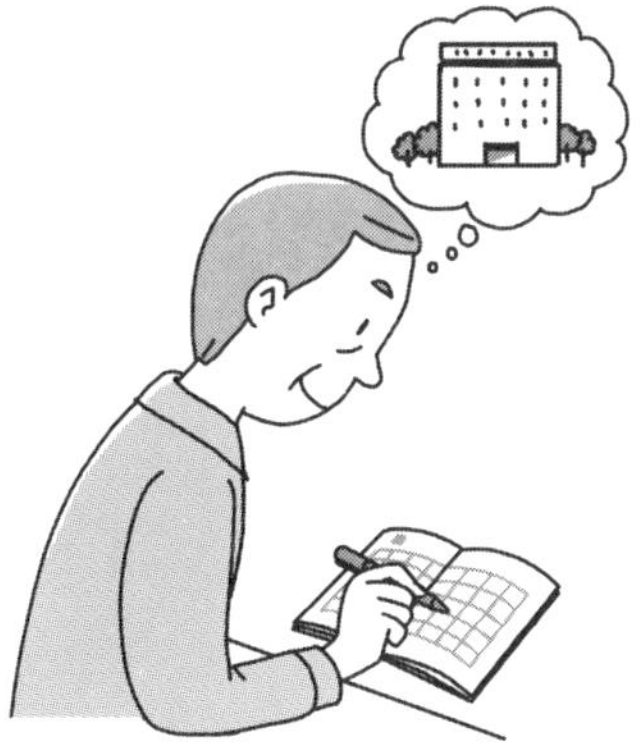

手術か薬か

五〜六センチ未満のこぶは薬で様子を見る

検査でこぶが発見されると、小さいうちに手術したほうがよいと思うかもしれません。しかし大動脈瘤の場合は、こぶの大きさで手術のタイミングを判断します。

一定の大きさになるまでは薬のほうがよい

大動脈瘤では、こぶが小さいうちは薬で治療して経過を観察します。手術自体にリスクが数パーセント程度あり、合併症が起こったり危険な状態になったりすることもあるからです。

こぶが小さくて破裂の危険が低いうちは症状もなく、生活に支障をきたしません。そのため、薬での治療がよりよい選択となるのです。

手術を検討するのは、こぶが一定以上の大きさになってからです。大きくならないように薬で治療しながら、経過を見守るのがベストです。

大きさと破裂の関係

下のグラフから、こぶが一定以上大きくなると、破裂しやすくなるのがわかります。その境界がおなかでは5〜5.5cm以上、胸では6cm以上です。

▼初診時のおなかのこぶの大きさと生存率

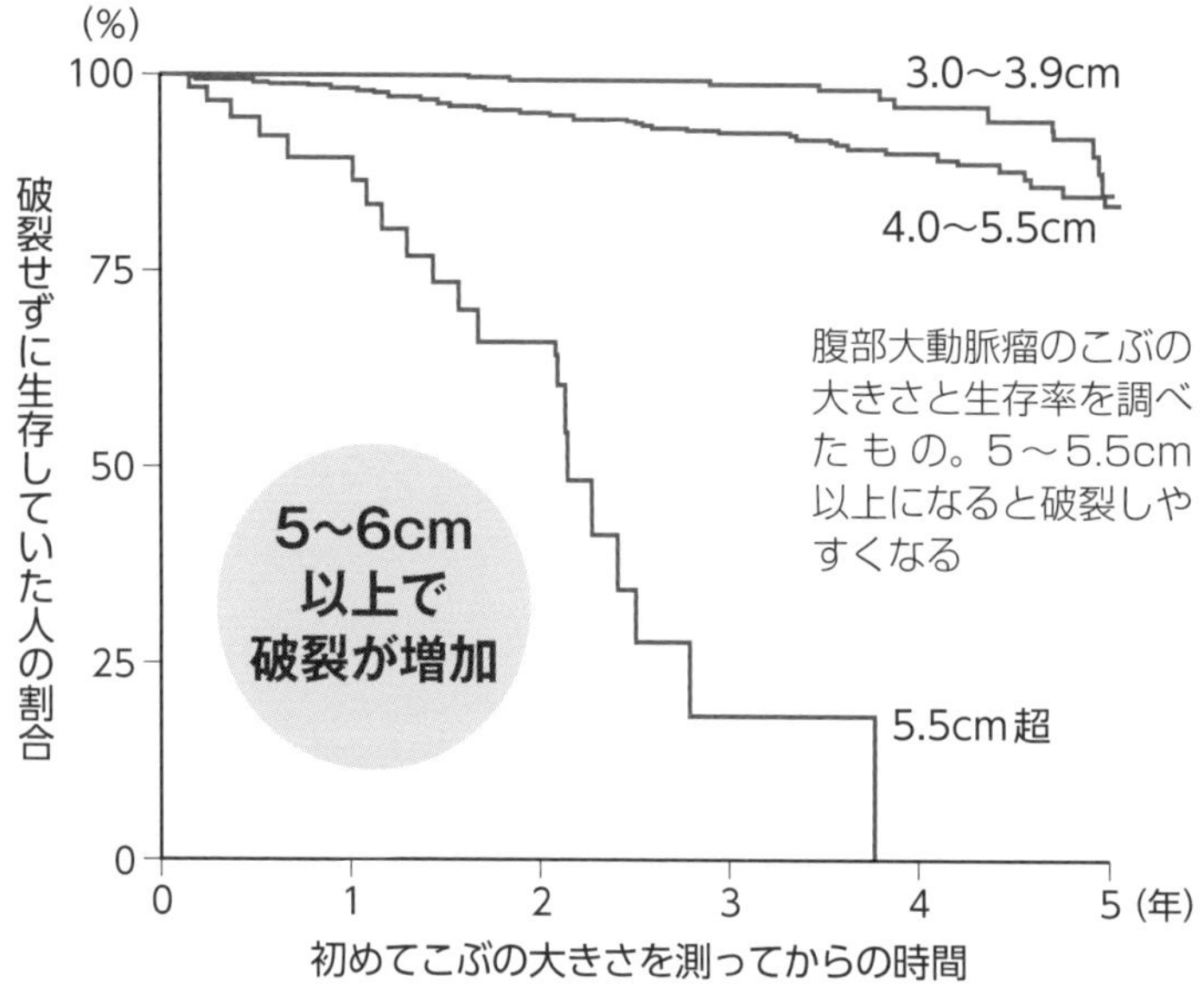

腹部大動脈瘤のこぶの大きさと生存率を調べたもの。5〜5.5cm以上になると破裂しやすくなる

(N Engl J Med 2003; 348: 1895-1901)

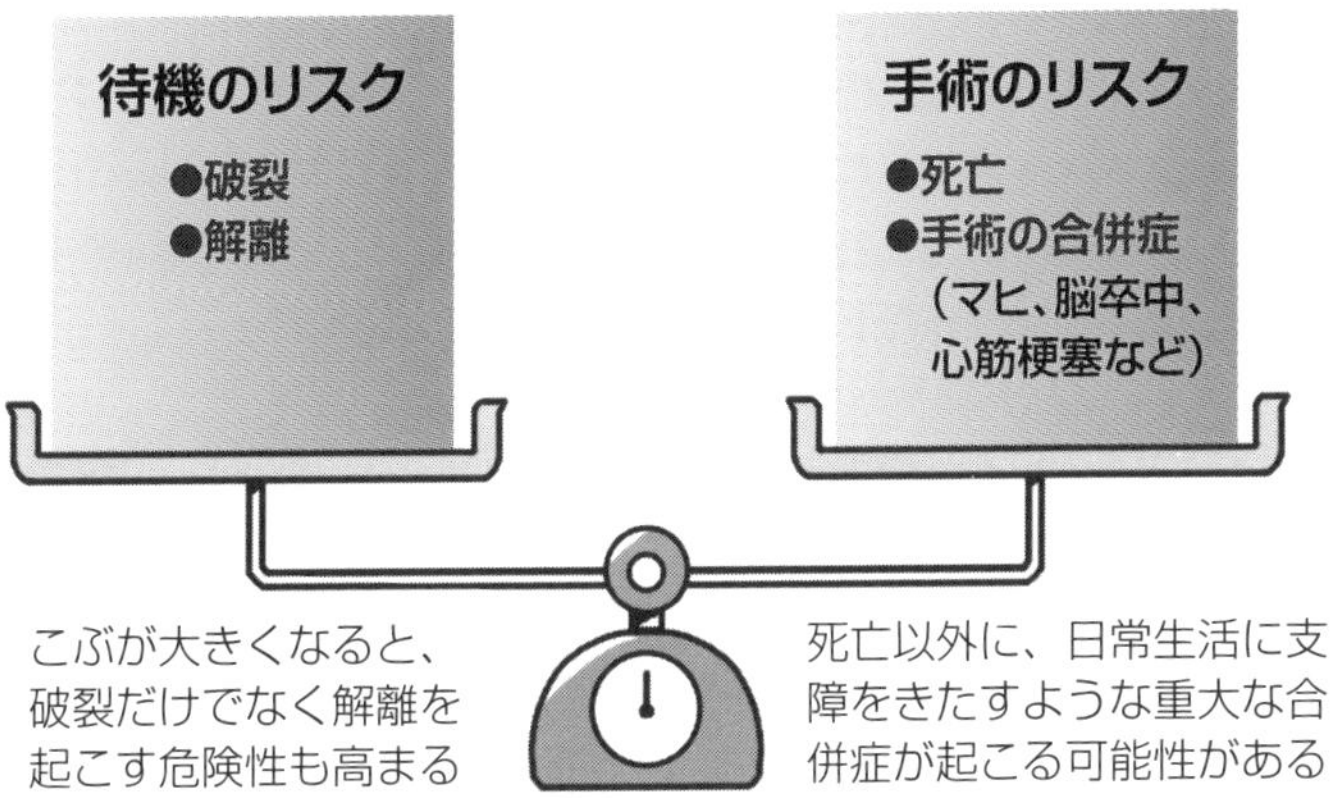

こぶが大きくなると、
破裂だけでなく解離を
起こす危険性も高まる
死亡以外に、日常生活に支
障をきたすような重大な合
併症が起こる可能性がある

リスクを比べる

5～6cmの大きさになるまで、薬での治療を10年以上続ける人もいます。年齢によっては、手術せずにすごせる可能性もあります。こぶの状態と患者さんの年齢、持病などと手術のリスクを比較して、手術のタイミングが決められます。

▼待機のリスクと手術のリスクの変化

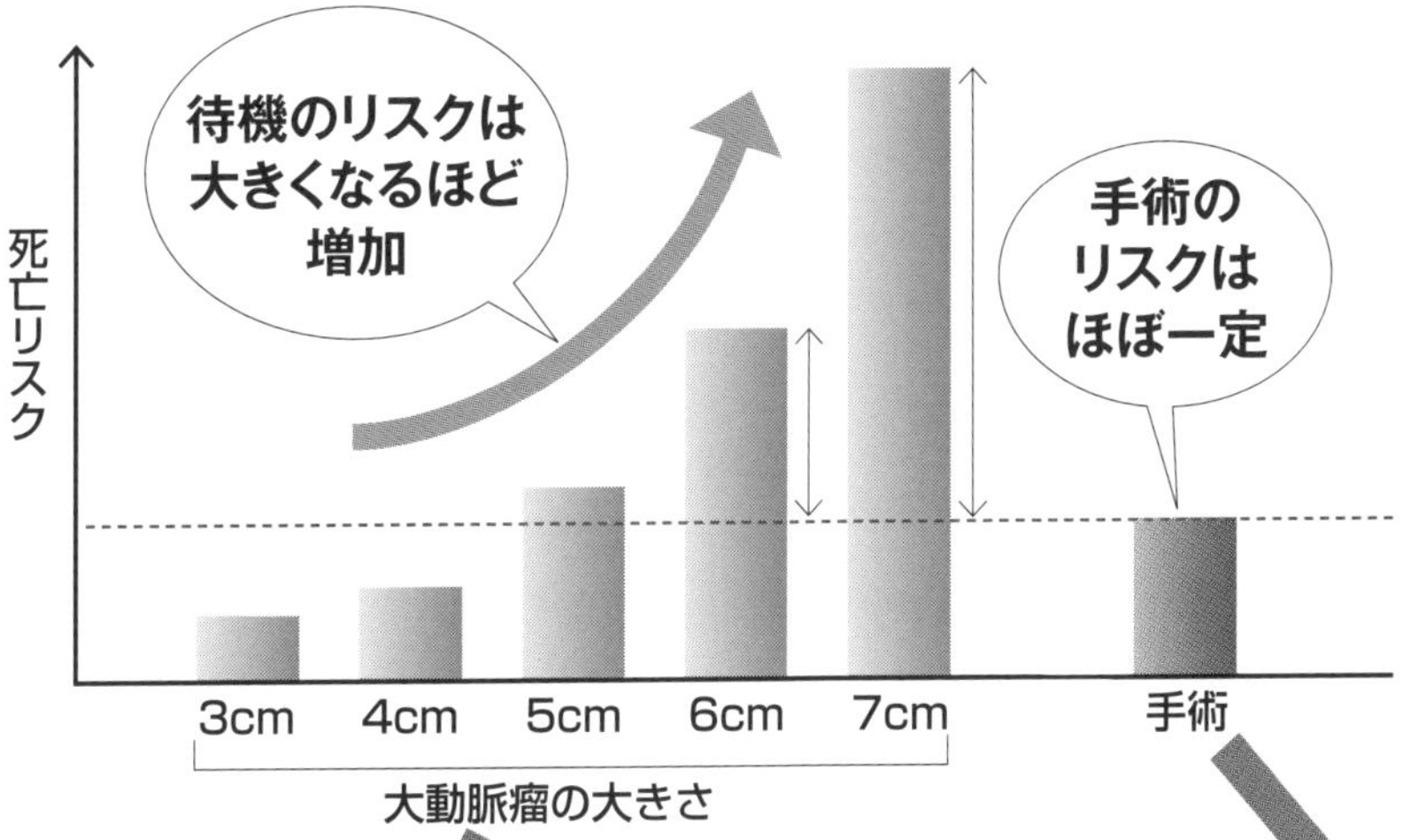

左は、死亡リスクを比較したグラフです。大動脈瘤の場合、こぶの大きさに伴い破裂などによる死亡リスクが高まります。一方手術のリスクは、こぶの大きさにかかわらず、ほぼ一定です。

小さいうちに、早めに手術してもメリットはありません。待機のリスクのほうが明らかに高くなったら、手術を検討します。解離に伴うこぶは、この限りではありません。

薬で拡大を防ぐ

こぶも解離も、ほとんどは動脈硬化が原因です。生活習慣病、特に高血圧を治療し、禁煙や生活の改善に取り組むことで、こぶの拡大を抑えることができます。

持病も考慮される

心臓や肺、腎臓、肝臓などに持病があると、手術のリスクが高くなります。体の状態によっては、ギリギリまで手術の決定を待つこともあります。

定期的な受診

放置は厳禁。こぶのチェックは欠かせない

こぶが小さく、すぐには破裂の危険がない場合でも放っておいてはいけません。定期的に画像検査を受け、こぶの大きさをチェックしてもらいます。

解離後の定期検診

大動脈解離は、発症後2年間は再発やこぶが発生しやすいことがわかっています。サインを見逃さないように、最初は短い間隔で、その後も定期的な検査で血管の状態をチェックします。

最初は3～6ヵ月ごと

退院後は、3～6ヵ月ごとに検査を受け、大動脈の状態を確認します。解離の範囲が広がったら、もっと短い間隔になります。解離がこぶになった場合は、解離性大動脈瘤として治療します。

何もなければ

2年以降は間隔が長めになる

発症から2年以上経つと体の状態が安定し、解離範囲の拡大やこぶの発生が起こりにくくなります。定期検診も半年～1年ごとと、間隔が長くなります。

こぶになったら大動脈瘤と同じ検診・治療へ

三ヵ月～一年に一回、こぶの大きさをチェック

解離後やこぶが小さい場合、しばらく経過を観察するときは、定期的にＣＴやＭＲＩによる画像検査を受けるように外科医から指示が出ます。

検査の間隔は、解離後の状態やこぶの大きさによって決まります。こぶの拡大は、初めはゆっくりですが、大きくなるにつれて加速します。そのため、こぶが大きくなると検査を受ける間隔も短くなります。

予想以上に早く大きくなってきたら、検査もより短い間隔になります。外科医の指示を守って検査を受けてください。

▼大動脈瘤の拡張スピード（推定）

大動脈瘤最大短径	拡張率
3〜3.9cm	2.0mm ／年
4〜4.9cm	3.4mm ／年
5〜5.9cm	6.4mm ／年

(Br J Surg 1998; 85: 1674-1680)

　大動脈瘤の拡大スピードには個人差もあり、予測が難しいですが、上の表のようにこぶが大きくなるほど拡大速度も速くなります。スピードの速さは破裂しやすさを意味するので、早めに手術を検討します。

大動脈瘤の定期検診

　大動脈瘤が見つかってから半年後に、再びCT検査を受けます。初診時とこぶの大きさを比べ、拡大の有無や拡大速度から次回の検査の時期を判断します。

拡大していなければ 1年に1回

　こぶの大きさにあまり変化がなければ、今の治療を続けます。1年に1回、CT検査で定期検診を受けて、経過を観察します。

拡大していたら 3〜6ヵ月に1回

　前回よりもこぶが大きくなっていたら、3〜6ヵ月に1回程度の間隔で、CTなどの画像検査を受けます。もし、6ヵ月で0.5cm以上大きくなっている場合は、破裂の危険が高いため、手術を検討します。

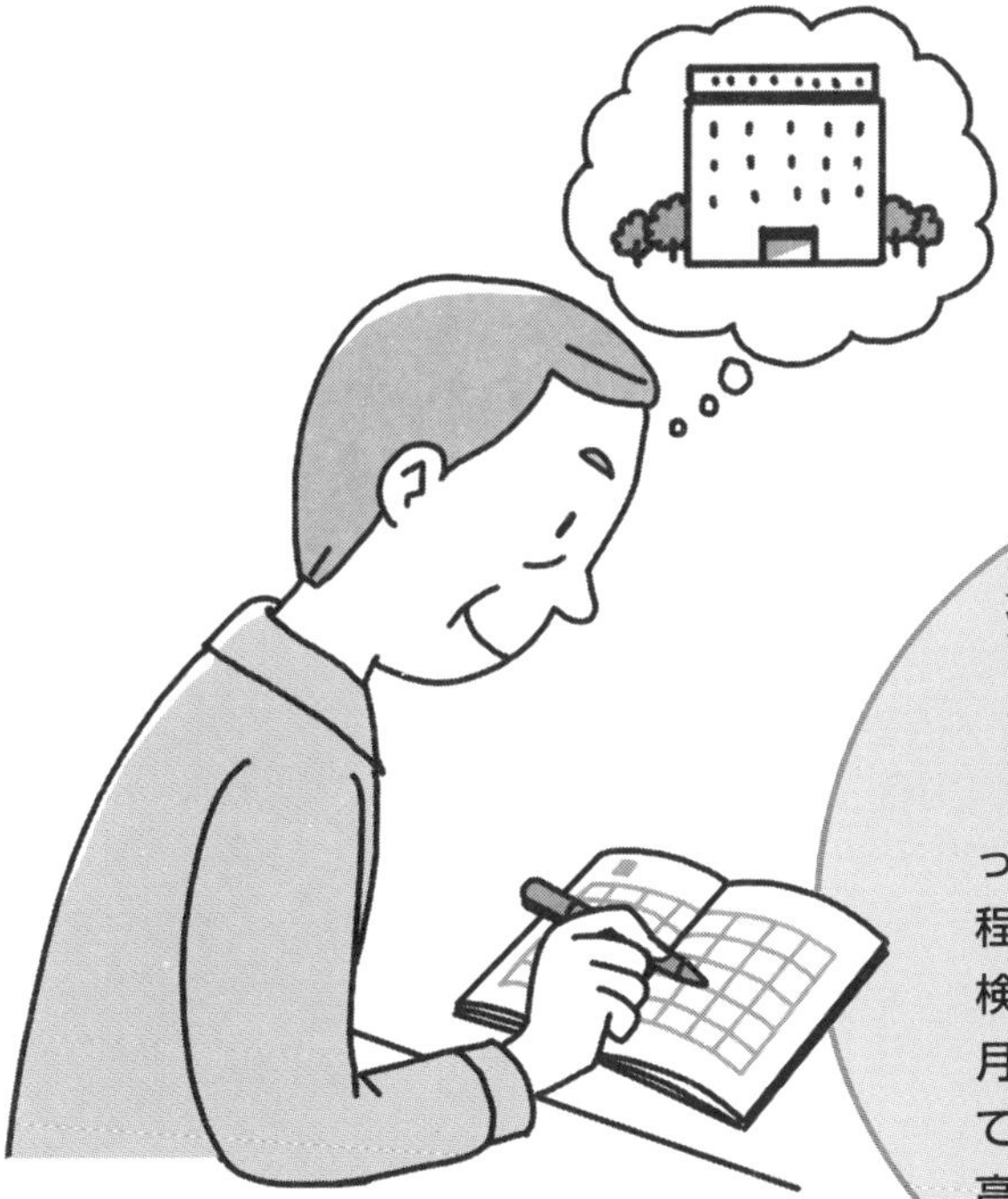

検診が半年後や1年後だと、受診をうっかり忘れがち。次の検診日をきちんと記録しておこう

のみ薬で血圧を管理することが最重要

大動脈瘤や大動脈解離の患者さんには高血圧の人が多く、拡大や破裂を防ぐには血圧を下げなければなりません。そのためには降圧薬が有効です。

β遮断薬が基本

血圧を下げる降圧薬には、多くの種類があります。

こぶや解離の治療では、まずβ《ベータ》遮断薬《しゃだんやく》を使います。β遮断薬だけでは不十分な場合は、別の降圧薬を組み合わせます。

β遮断薬

- アテノロール（テノーミン®）
- ビソプロロール（メインテート®）
- ベタキソロール（ケルロング®）
- メトプロロール（ロプレソール®、セロケン®）

など

大動脈瘤や大動脈解離で使われる、主な薬です。心臓を休めることで動脈壁への圧力を抑えます。こぶや解離の拡大を防ぐ効果が期待されます。

作用・副作用

β遮断薬は、交感神経に作用して心臓の働きを抑え、心拍数を減らすことによって血圧を下げる。副作用は、めまいやふらつき、疲労感、徐脈（脈がゆっくりになる）、むくみや体重増加など

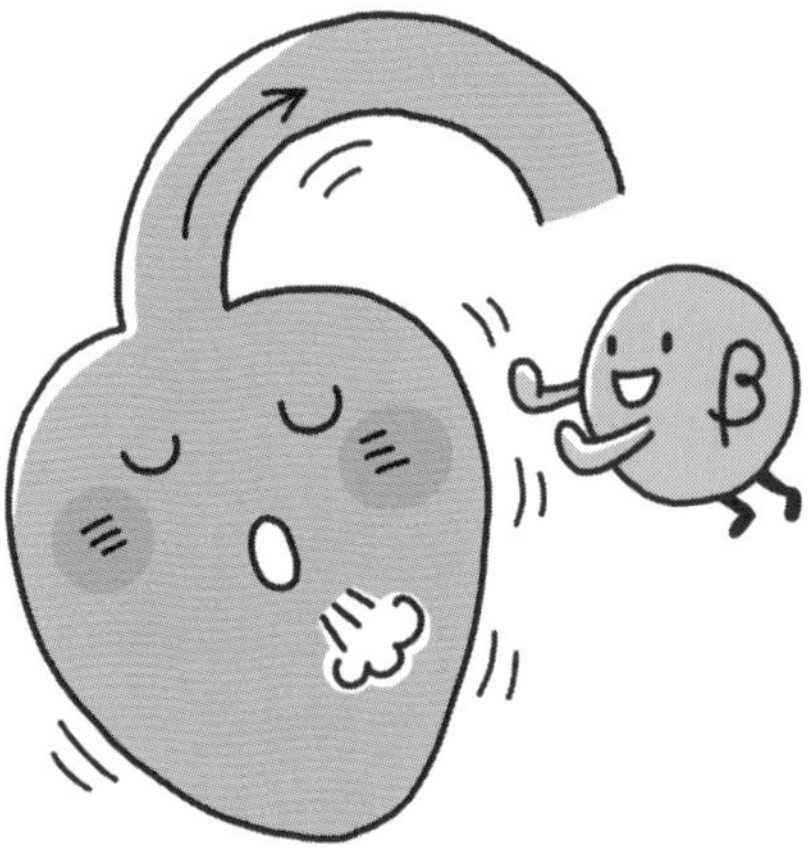

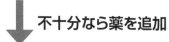

↓ 不十分なら薬を追加

- ARB（アンジオテンシン受容体拮抗薬）
- カルシウム拮抗薬
- ACE（アンジオテンシン変換酵素）阻害薬
- 利尿薬

β遮断薬は、血圧を下げる働きがあまり強くありません。目標値まで下がらないときは、ARBやACE阻害薬、カルシウム拮抗薬、利尿薬などを組み合わせて治療します。

収縮期血圧を低くする

血圧コントロールの目標にするのは、収縮期血圧の値です。収縮期血圧は動脈への圧力が最も強いときの値なので、こぶや裂け目を拡大させないためにはこの数値を下げることが重要です。

目標値*

- 胸部……105〜120mmHg
- 腹部……120mmHg以下
- 解離後…130〜135mmHg

いずれも、正常血圧を目指してコントロールします。特に大動脈瘤は、こぶの拡大や破裂を防ぐため、目標値がより低めになります。

＊日本心臓血管外科学会他『大動脈瘤・大動脈解離診療ガイドライン(2011年改訂版)』

血圧コントロールが重要。ほかの生活習慣病も治療を

高血圧があると、こぶや解離範囲が拡大したり、血管が破裂したりする危険が高くなります。血圧は、できるだけ基準値になるように下げます。

患者さんにはもともと高血圧の人が多いのですが、今までよりも厳格な管理が必要です。降圧薬のなかで大動脈瘤に最も適した薬が選ばれます。

薬だけでなく、禁煙や減量、食事の減塩も重要です。自分で血圧を測って管理しましょう。

脂質異常症や糖尿病などの持病があれば、その治療もしっかりおこないます。

血圧を家庭で測って管理しよう

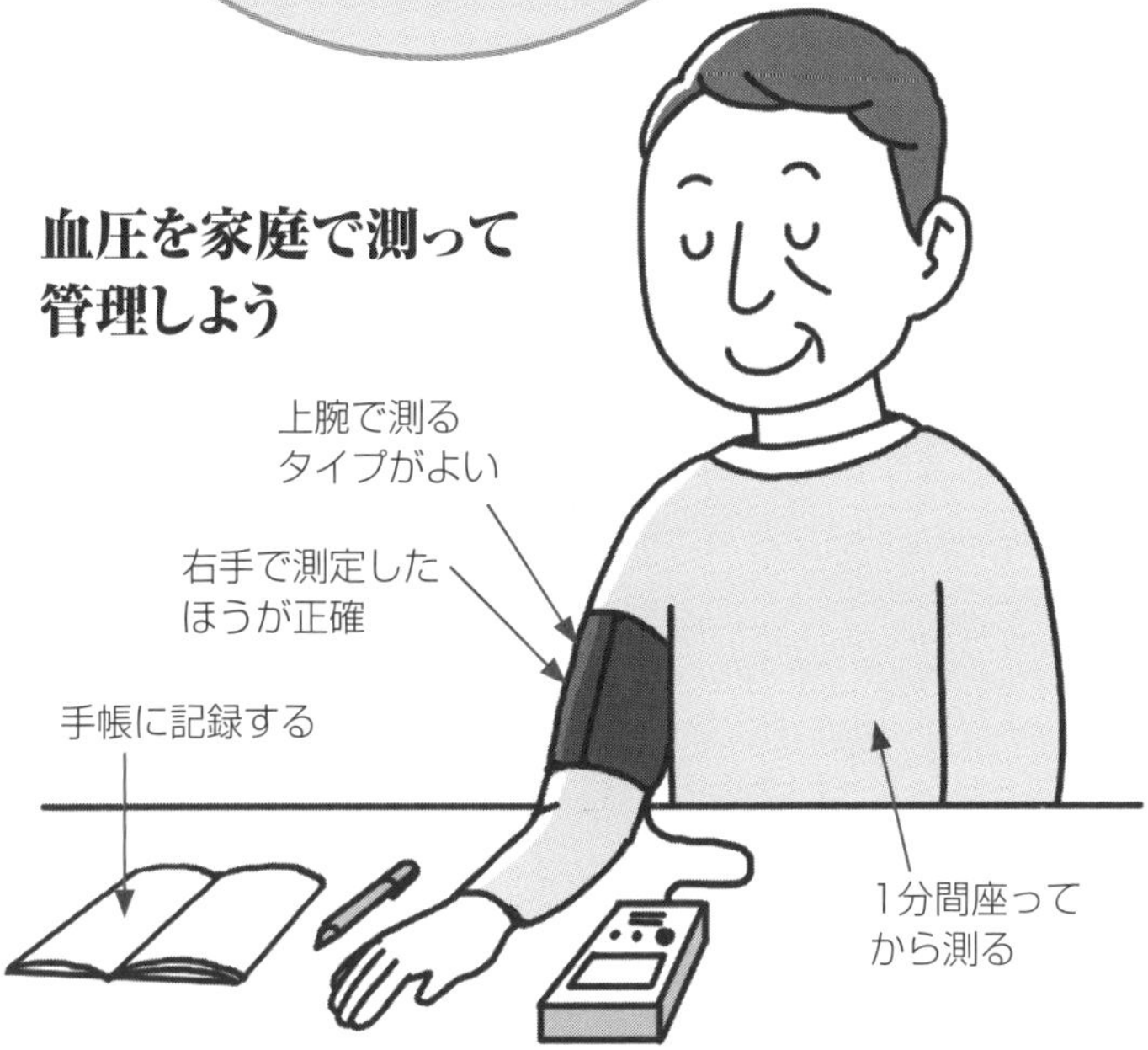
上腕で測るタイプがよい
右手で測定したほうが正確
手帳に記録する
1分間座ってから測る

血圧管理には、診察室で測る値だけでなく家庭で測った値も有用です。上腕用の家庭用血圧測定器を用意し、毎日朝と晩の決まった時間に計測します。2回測って平均値を記録し、定期検診の際に外科医に見せましょう。

日常生活の工夫①

血圧が急に上がる動作を避ける

血圧はふだんの生活のちょっとした動作で急激に上がることがあります。無理をせず、なるべく血圧を急上昇させないように気をつけて生活しましょう。

血圧が上がるような「無理」をしない

血圧が急激に上がると、こぶや解離が拡大するだけでなく、ひどい場合は破裂につながる危険があります。

血圧は、気温による寒暖差をはじめ、運動や力を入れる動作、いきみや咳き込み、入浴や排泄《はいせつ》、肉体疲労、精神的なストレスといった要因で上がりやすくなります。すべてを取り除くことはできませんが、できるだけ血圧の急上昇を避けるように気をつけます。

ただ、神経質になりすぎるのも逆効果。自分が楽にできるように工夫しましょう。

いきむ動作を避ける

つい無意識におこないがちなのが、いきむ動作です。重いものを持つ、咳き込む、排便するなどのときに、ぐっと息を止めて力を入れると血圧が上がるので、いきむ動作を避けます。

▼避けるべき動作の例

- **重いものを持ち上げる**
- **トイレをがまんする、いきむ**
- **強く咳き込む**
- **急に立ち上がる、起き上がる**

血圧の急上昇を防ぐには、ゆったりと行動すること。あせったり、急いだりする動作を避けるように心がけましょう。

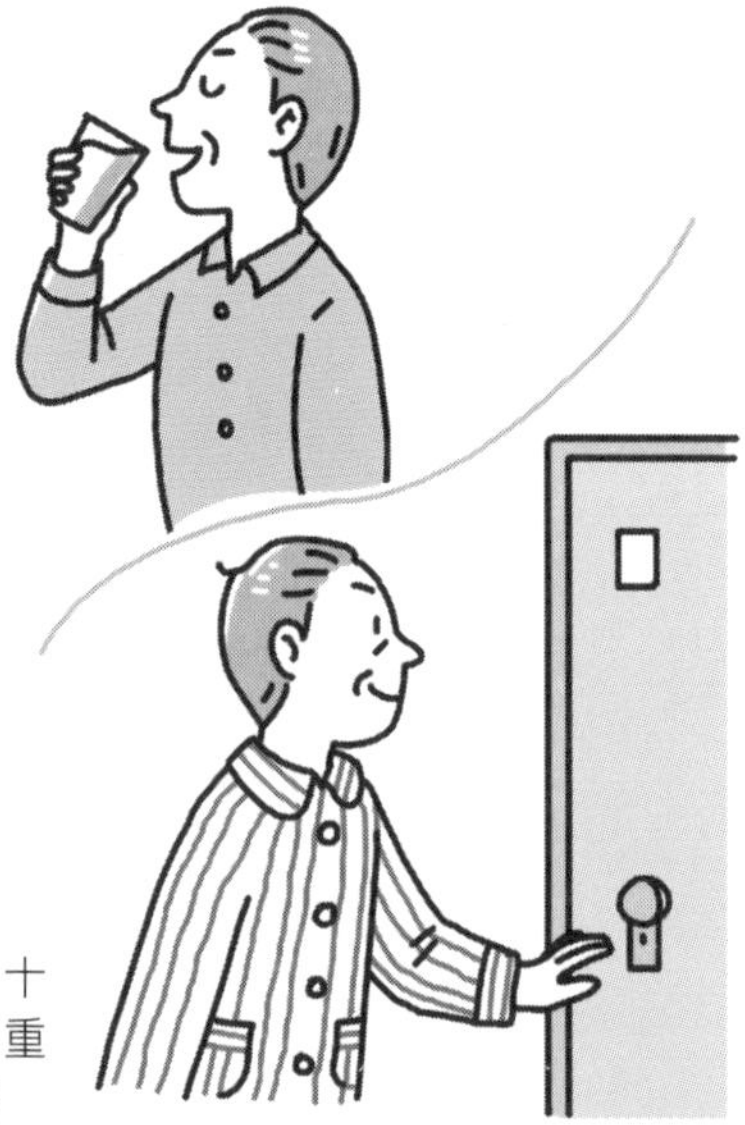

強くいきまずに便を出すには、十分な水分補給と毎日の排便が重要。食物繊維も積極的にとろう

ヒートショックを避ける

気温差が大きいと、「ヒートショック」といって血圧が急変動します。冬の入浴・排泄時や外出時に、特に起こりやすい現象です。夏でも、暑い場所から急に冷房の効いた部屋に入ると起こることがあります。

寒

血圧up

暖房の効いた暖かい部屋を出て、寒い脱衣所で裸になったり浴室で体を洗ったりすると、体が急激に冷えて血圧が上がります。お風呂から出て再び寒い脱衣所に入ると、いったん下がった血圧がまた上がります。

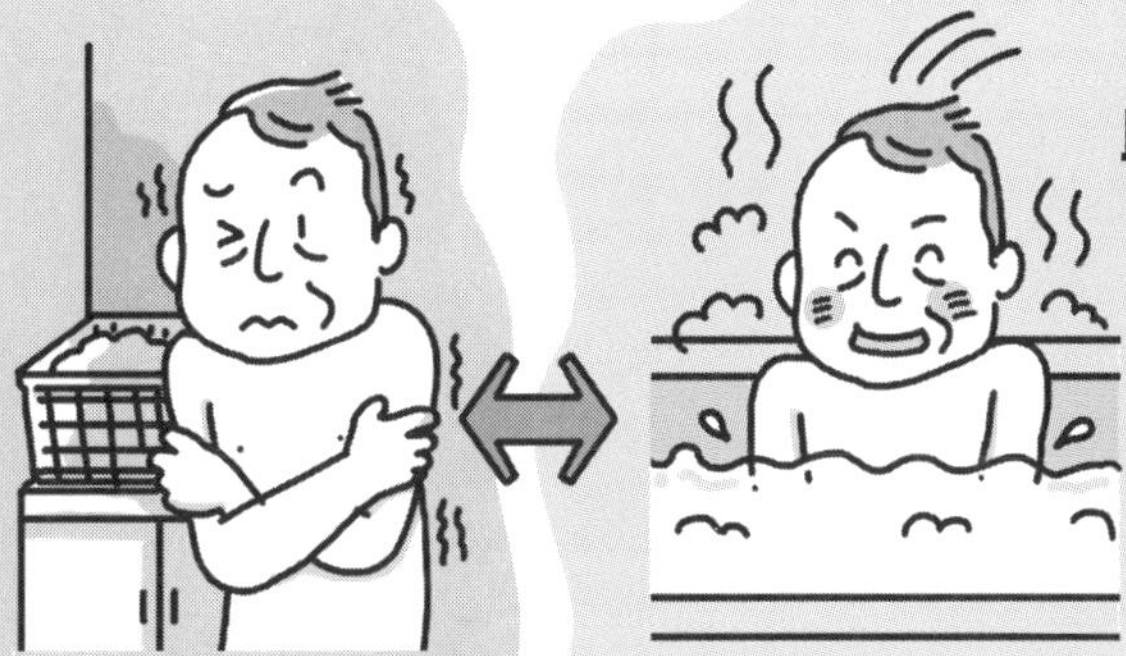

体は気温に適応するために、血圧を上げたり下げたりする。気温差が大きいと、血圧の差も大きくなる

暖

血圧down

お風呂で急に熱い湯船に入ると、さらに血圧が上がります。しばらく入浴すると、血管が広がり血圧は下がりますが、長湯すると血圧が下がりすぎることがあります。

気温差が危険

対策例

- **浴室や脱衣所、トイレを暖めておく**
- **かけ湯をしてから浴槽に入る**
- **外出時は着込む**

気温差が少なくなるように、脱衣所に暖房を設置して暖めましょう。浴室も、湯船のふたを開けておく、一番風呂を避けてほかの人が入ったあとにするなど工夫して暖めます。冬の外出時は防寒しましょう。

対策例

- **お湯は40～41℃にする**
- **長湯をしない**

お湯の温度が熱すぎると血圧が乱高下するだけでなく、湯船から出るときにめまいや立ちくらみを起こす危険があります。お湯の温度は40～41℃を目安にし、長湯せず10～15分程度で出ましょう。

日常生活の工夫②

安静にする必要はなく、体を軽く動かす

主治医から安静の指示がなければ、ずっと安静にする必要はありません。生活習慣の改善をし、適度に体を動かしましょう。

発症前よりも健康的な生活を心がける

　こぶや解離の多くは、長年の生活習慣の結果として起こるものです。こぶや解離のある人は、発症前もある程度は生活習慣の改善に取り組んでいたかもしれませんが、これからはいっそう徹底する必要があります。医師に相談しながら、健康的な生活を目指しましょう。

　こぶや解離があると、体を動かすと破裂するかもしれないと、過度に心配する人も多いのです。しかし、散歩する程度の運動はむしろ必要です。生活習慣病を改善するためにも、適度な運動を続けましょう。

健康的な生活を実践しよう

　日常生活で意識することは、禁煙や規則正しい睡眠、適切な食事と運動といった、いわゆる「健康的な生活」です。血圧を下げるためにも、生活習慣の改善が重要なのです。

睡眠は規則正しく

　睡眠中は、血圧が下がった状態で安定します。毎日決まった時間に就寝し、睡眠時間を十分とると血圧をコントロールしやすくなります。

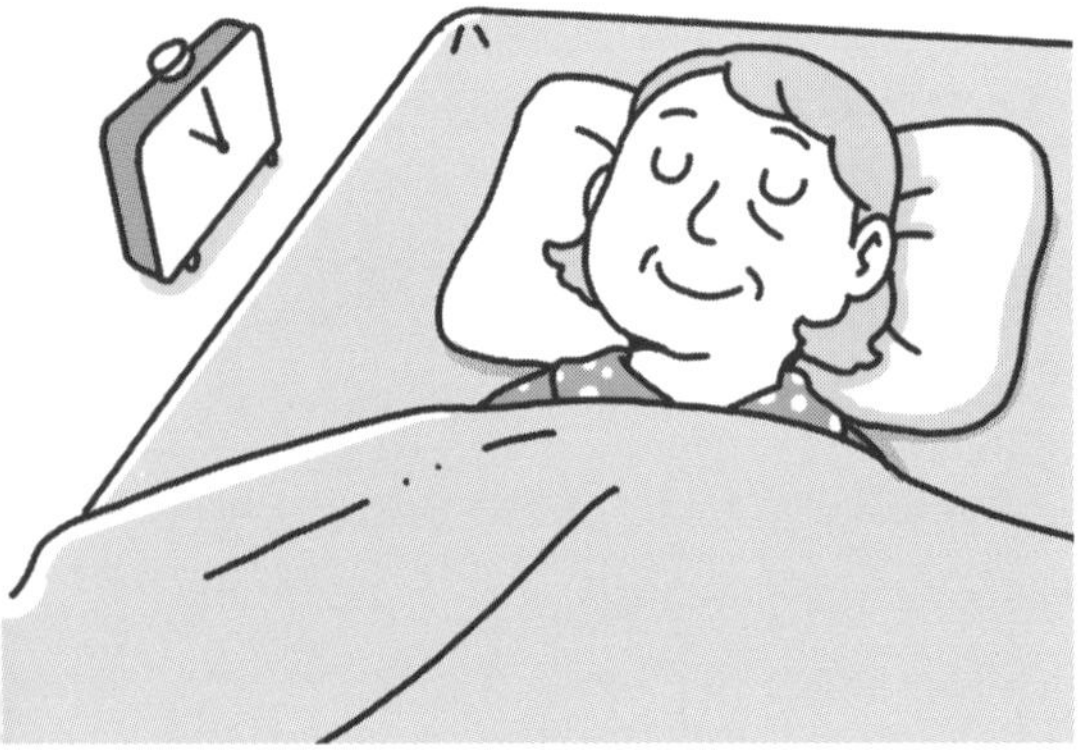

睡眠時間は年齢にもよるが6～8時間くらいが理想的。活動と休息のバランスをとろう

改善すべき点

- 喫煙
- 塩分のとりすぎ
- 肥満

　タバコや塩分のとりすぎ、肥満は、高血圧や心臓・血管の病気を悪化させます。手術に備えて禁煙をし、一日の塩分摂取量は6g未満にしましょう。肥満がある人は、食事量を見直すなどしてダイエットも必要です。

おすすめは運動

- ウォーキング
- ジョギング
- エアロバイク

　適度な運動は血圧を下げ、血糖値や血中脂質の管理に有効で、ストレス解消にもなります。ベンチプレスや短距離走、格闘技などはNG。ウォーキングなどを、呼吸が軽くはずむ程度におこなうのが適切です。

病院で事前に運動中の血圧を確認する

　運動中は収縮期の血圧が180mmHgを超えないように注意が必要です。どれくらいの強度で運動すればよいのか、事前に医療機関で運動中の血圧を測定し、専門医に確認しておくと安心です。

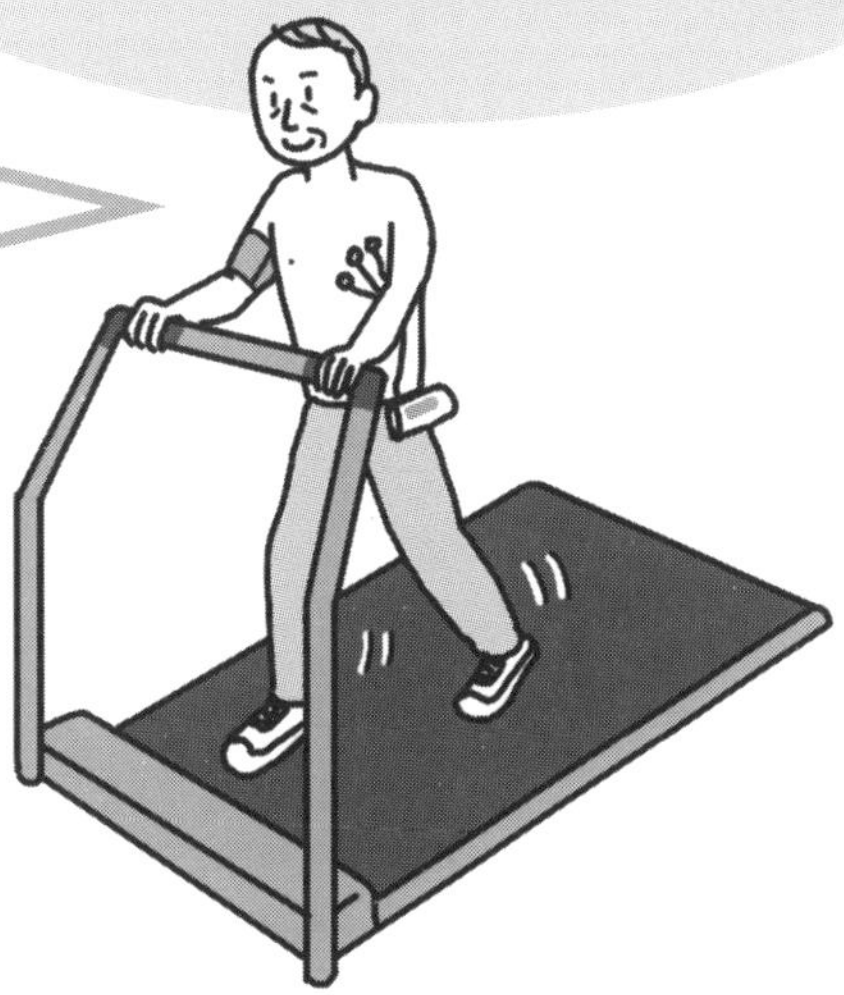

検査では、歩行器やエアロバイクなどで運動をしながら、心電図や血圧を測る。できるだけ受けておこう

精神的ストレス

もし破裂したら、うつになる人も多い

大きさにかかわらず、大動脈にこぶがあると診断されれば怖くて当然です。ただ、注意点を守ってすごせば、あまり怖がらなくても大丈夫です。

こぶ自体がストレスのもと

こぶや解離があると日常生活では注意が必要ですし、どうしてもこぶのことを意識せざるをえません。不安になったり怖くなったりして、ストレスが強くなることも珍しくないのです。

不安・心配

人によっては、不安や心配からうつ状態になったり、やせたりすることも。うつ病までいかなくても、笑顔が消え、家から出られなくなってしまう人もいます。

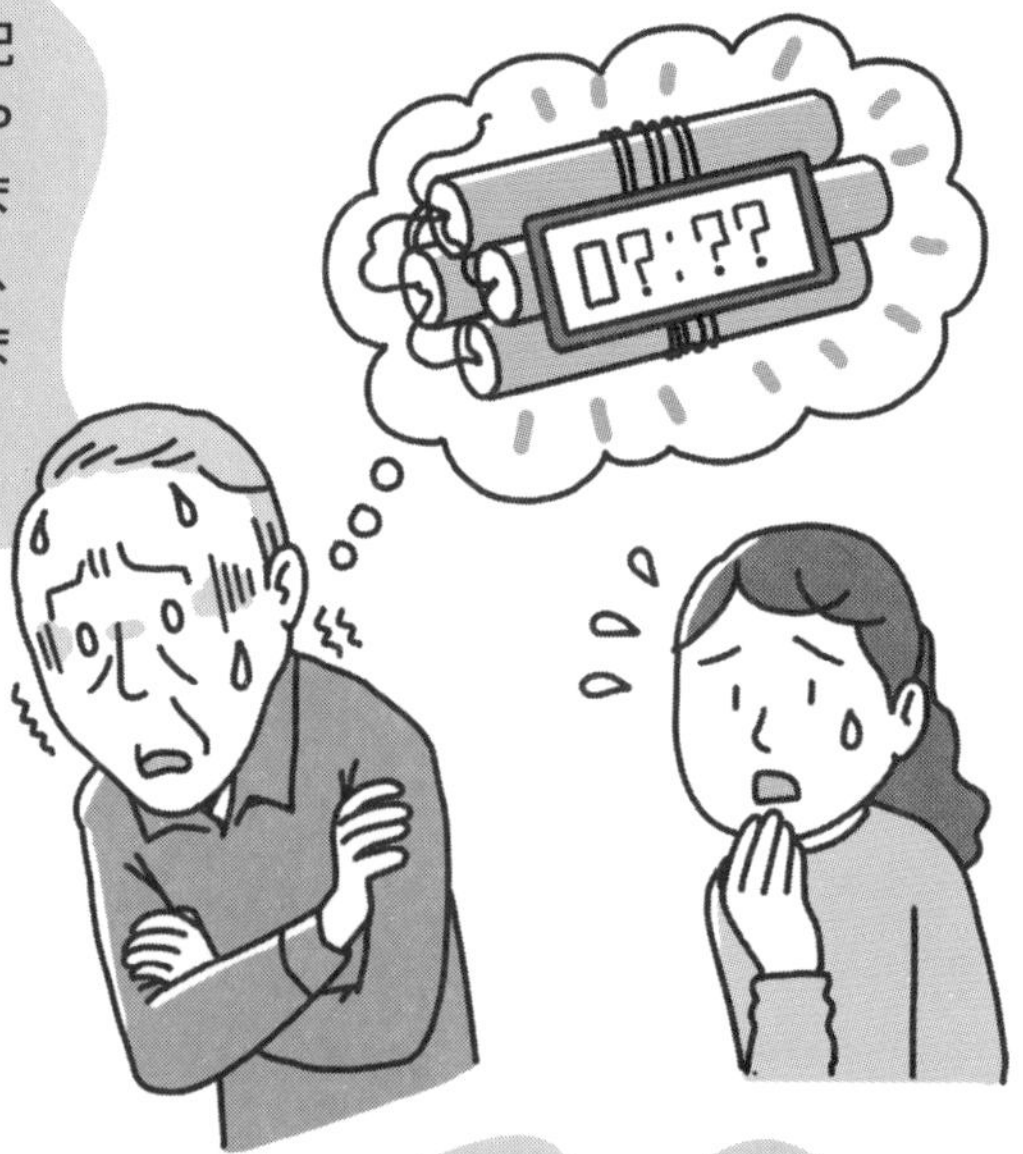

患者さんや家族は、ロシアンルーレットや時間の見えない時限爆弾を抱えているような気持ちになる

家族も不安

患者さん本人だけでなく、家族も常に心配し、不安になるものです。「自分がいないときに倒れたら」と心配で、患者さんのそばから離れるのが怖くなってしまうこともあります。

基本的には安心して日常生活をすごしていい

こぶや解離があるとわかっても、サイズが小さい場合は、患者さんが希望したとしても簡単に手術は受けられません。すぐにでも手術して不安から解放されたいかもしれませんが、全国共通の決まりなのです。

　こぶが小さいうちは、破裂する危険は一年で数パーセントと、かなり少ないことがわかっています。生活の注意点を守ってすごせば、あまり心配はいりません。むしろ、不安や恐怖でストレスをため込むほうが、血圧に悪影響を及ぼします。気分転換をして、ストレスを解消しましょう。

今、できることを続けよう

　医師から、すぐに手術する必要はないといわれたのなら、過度の心配は禁物です。生活の注意点を守り、血圧をしっかりコントロールしましょう。今、自分ができることに集中してください。

ストレスをためずに解消しよう

　精神的なストレスは、血圧を上げる原因になります。こぶや解離のことをあまり気にせず、気分転換を心がけてください。趣味や楽しみを見つけて、一時でも病気のことを忘れて楽しみましょう。

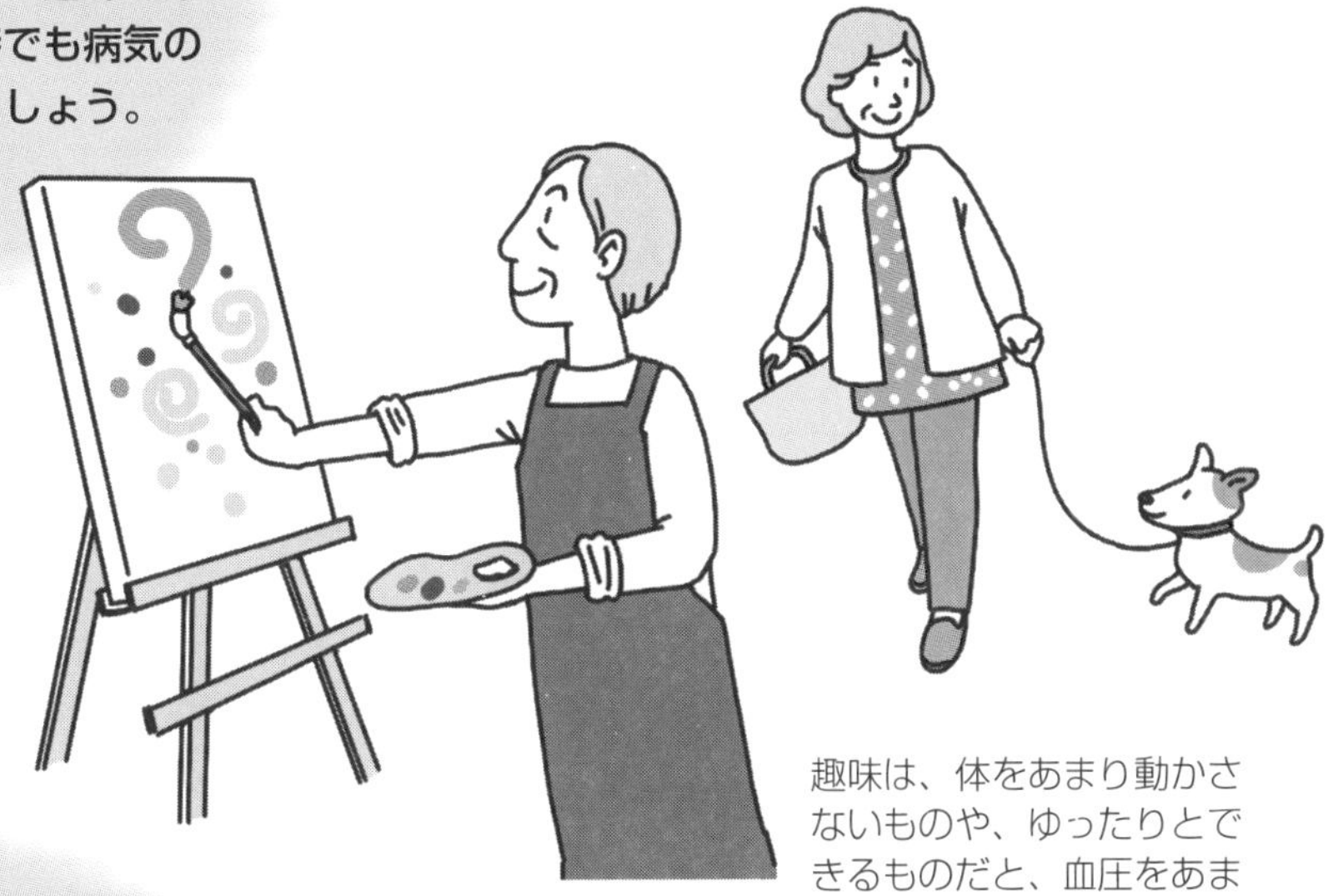

趣味は、体をあまり動かさないものや、ゆったりとできるものだと、血圧をあまり心配せずに没頭できる

カウンセリングを受けるのも手

　うつ状態が悪化すると、心のメンテナンスには専門医の助けが必要です。精神科や心療内科でカウンセリングを受けるのも一つの方法です。本人だけでなく、家族もいっしょに受けたほうがよいこともあります。かかりつけ医や大動脈瘤の専門医に相談しましょう。

破裂の前兆

胸やおなかの脈拍と連動した痛みは危険

こぶや解離に破裂の兆候があると現れる症状があります。どんな症状が起こるのかを知っておき、もし気づいた場合はすぐに受診してください。

破裂のサイン

破裂の前ぶれとして、こぶがある位置、つまり胸やおなか、背中などに痛みが現れます。こぶによる痛みには特徴があります。痛み以外の症状もあるので、症状が現れた場合は専門医の診察や検査が必要です。

▼胸のサイン

胸部のこぶが痛むほか、のどにある神経がこぶで圧迫されると、のどや食道に症状が出ることがあります。

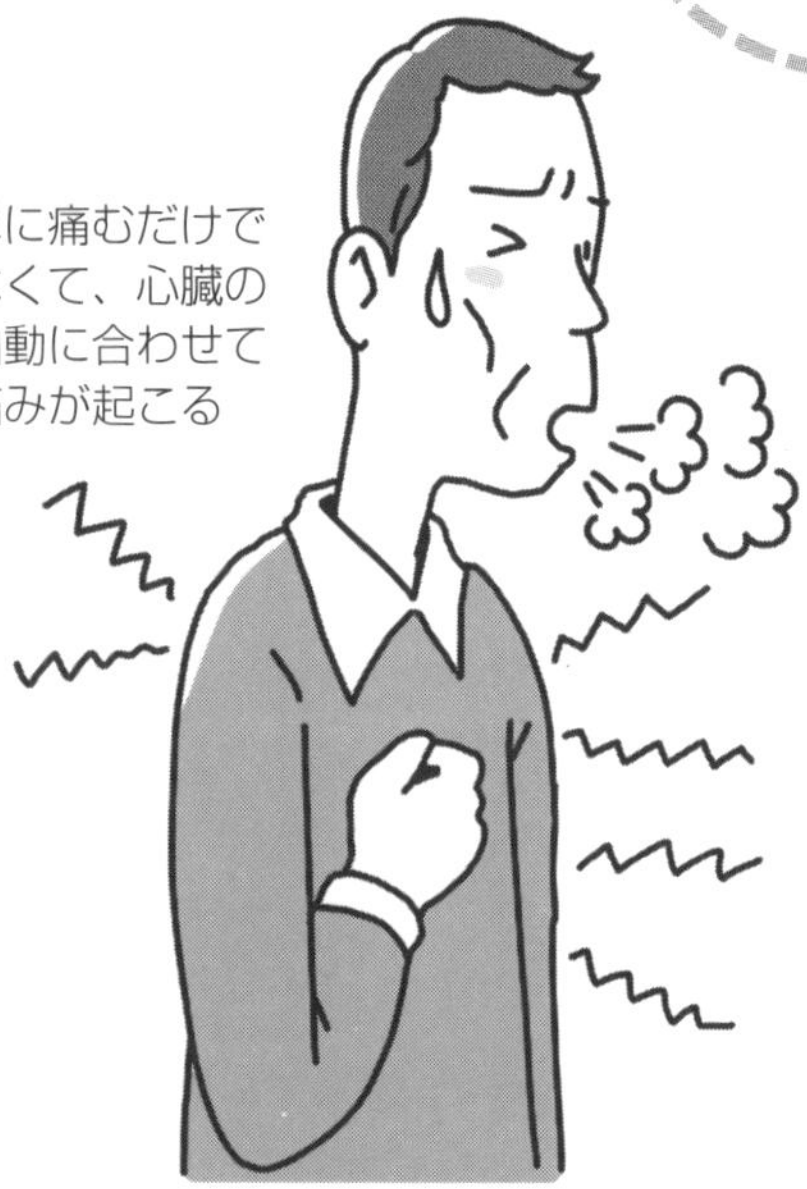

単に痛むだけでなくて、心臓の拍動に合わせて痛みが起こる

声のかすれや咳

こぶの位置によりますが、声がかすれたり咳が出たりします。食べ物が飲み込みにくくなったりむせ込んだりすることもあります。

胸や背中の痛み

痛み方に特徴があり、脈拍に連動してズキンズキンと痛みます。一方、解離や破裂が起こると、経験したこともないような激痛になります。

症状が現れたら手術を早急に検討する

　こぶは、ある程度の大きさになると破裂の危険が高まります。定期的に画像検査をおこない、破裂の兆候がないかを調べるのはそのためです。

　しかし、定期検査で観察していても破裂の兆候が突然現れることはあります。こぶや解離が小さくても、兆候となる症状が現れたら破裂が近いと考えるべきです。

　右のような症状があるときは要注意です。次の受診日を待たず、専門医を受診してください。状態によっては、すぐに手術を検討します。

▼共通のサイン

　胸とおなかの両方に共通して現れる症状があります。まぎらわしい症状なので、専門医の判断が必要です。

めまい、失神

　意識消失や低血圧、めまいは、小さな破裂が起こって少量出血した場合に、血圧が一時的に下がって起こります。体が自然に反応して穴をふさぐのですぐに回復しますが、いずれ本格的に破裂する可能性が高いので、様子を見ずに受診しましょう。

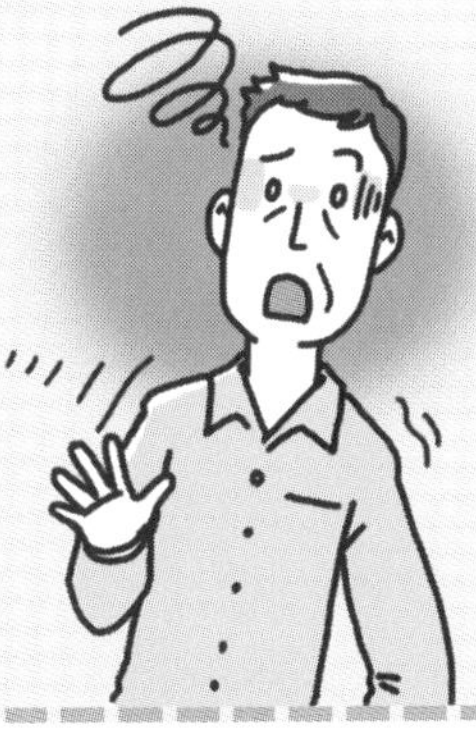

血圧が下がると、立ちくらみのように目の前が暗くなるようなめまいが起こる。すぐに治まっても、受診が必要

▼おなかのサイン

　腹痛や腰痛が現れますが、ありふれた症状なので、見すごされがちです。痛み方に注意し、おかしいと思ったらすぐに受診しましょう。

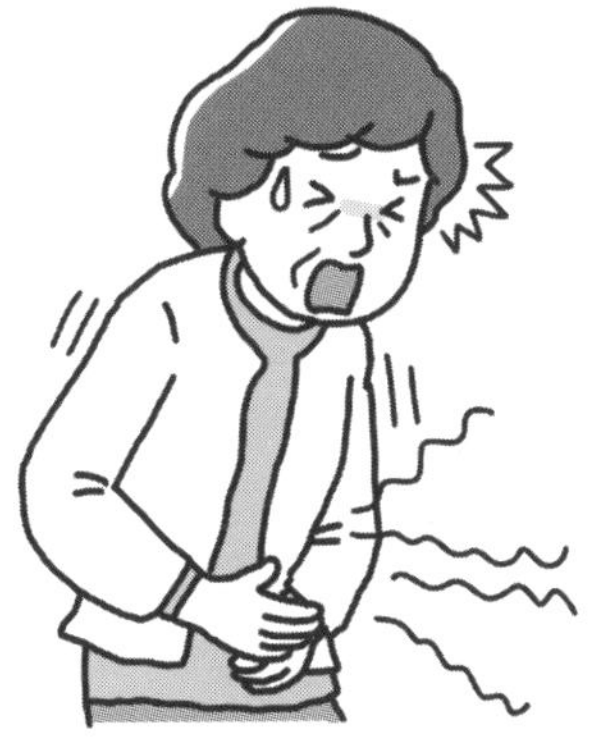

おなかの痛みは多くの原因があるので、自分で判断しない

おなかや腰の痛み

　下痢による痛みは差し込むような感じで、痛みが強弱をくり返します。一方、こぶによる痛みは拍動性で、持続するのが特徴。背中や腰が痛くなることもあります。

便秘など

　こぶの位置や大きさによっては、腸が圧迫されて便秘になることがあります。安易に便秘薬を使わず、便秘が長く続く場合は必ず受診しましょう。

COLUMN

禁煙で手術後の回復が早くなり、合併症も減る

こぶや解離の悪化を防ぐために禁煙は必須

タバコに含まれるニコチンは、血圧を上げます。一酸化炭素やタールは、動脈硬化を著しく進行させます。こぶや解離のある人にとって、喫煙はこぶを増大させる大きな要因なのです。

こぶや解離の治療には、禁煙は必須です。禁煙できなければ、せめて加熱式タバコに替え、何度も禁煙してください。手術が決まったら、加熱式タバコもやめたほうがよいでしょう。

手術に備えて禁煙しよう

喫煙者は、非喫煙者より手術に伴うリスクが高くなります。

禁煙してから手術を受けると、喫煙者に比べ心臓や肺の負担が軽くなり、術後の合併症も少なく、回復も早いことがわかっています。退院後の再入院率も、禁煙した人は喫煙者よりも少ないのです。

禁煙にはメリットしかありません。早めに禁煙するほうが得策です。

▼手術における禁煙のメリット

●合併症の減少

痰が減るなどして、術後に肺炎などの感染症を起こす割合が減る。禁煙で心臓や肺の機能も回復するため、ほかの合併症も減る

●痛みの減少

非喫煙者は、喫煙者よりも手術後の鎮痛剤が少なくて済む。傷の治りも早いことがわかっている

回復が早くなる

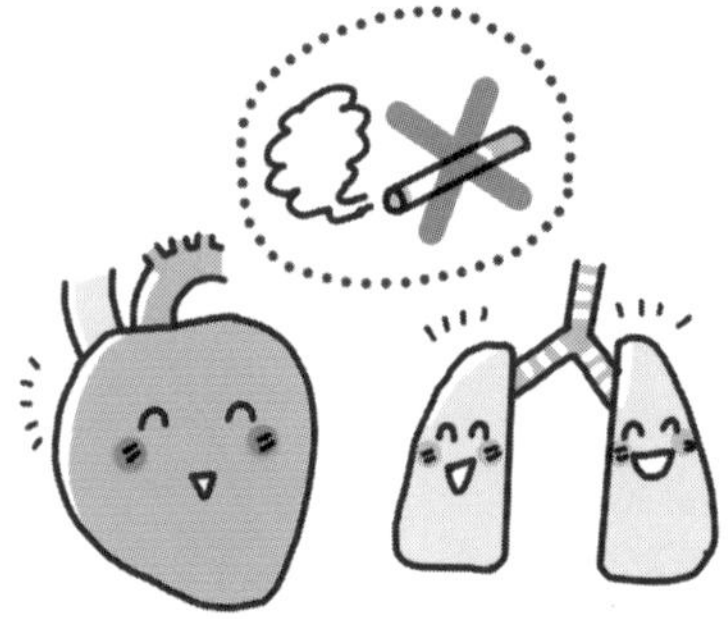

禁煙期間は長いほどよい。心臓や肺の回復のために診断されたら禁煙しよう

第4章

破裂する前に
手術で根本治療を

手術方法には人工血管置換術とステントグラフト治療があり、
どちらも安全性が上がっています。
メリットとデメリットを理解したうえで、治療を受けましょう。
術後は生活の制限はあまりありませんが、定期的なチェックが必要です。

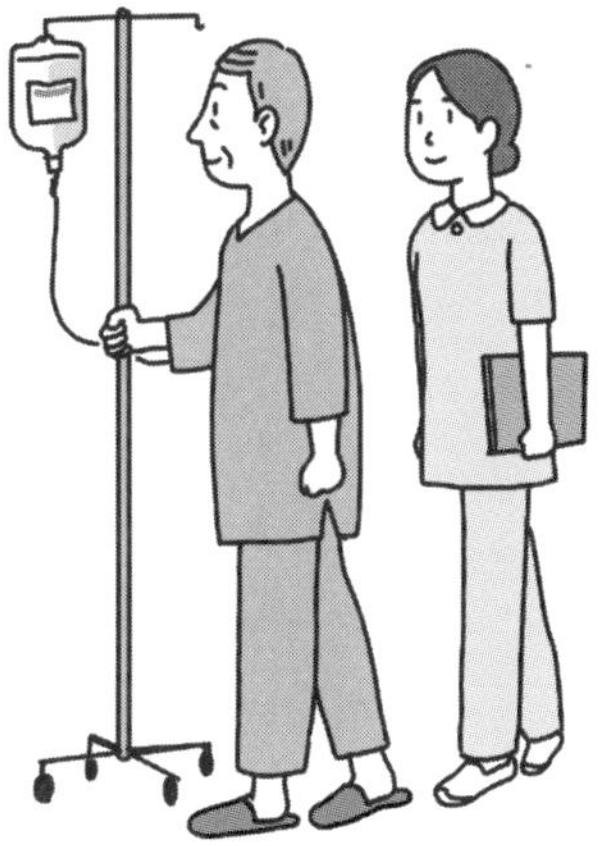

手術の選び方

一回の大きな手術か複数回の小さな手術か

こぶがある程度の大きさになると、破裂を防ぐための手術が必要です。手術方法は、体の状態に応じて選択します。

体への負担や合併症の可能性を考慮して決める

こぶと解離の手術方法には、「人工血管置換術」と「ステントグラフト治療」があります。どちらの方法を選ぶかは、基本的には患者さんの病状、こぶと解離の部位と形、合併症の有無、年齢や持病などを考慮して決めていきます。

手術方法には、一長一短があります。人工血管置換術は、根治性が高いですが、体への負担が大きく、手術に伴う合併症の可能性が高くなります。ステントグラフト治療は体への負担が軽い一方、再手術が必要になる可能性がわずかにあります。

選択のポイント

手術法を決める場合、年齢も参考にしますが、全身状態と手術に伴う合併症が起こる可能性を重視します。合併症によっては死亡する危険もあるため、慎重に検討します。

体の状態

- 心臓、肺、腎臓の機能
- 手術経験の有無
- 年齢　など

心臓や肺、腎臓の機能が低下していると、合併症の可能性が高まります。持病がある人はコントロールが重要です。以前胸やおなかの手術を受けたことがあると、手術方法の選択に影響します。

合併症の可能性

- 脳梗塞、心筋梗塞
- 出血
- 感染症　など

どちらの手術方法でも、手術に伴う合併症は起こりえます。人工血管置換術は胸やおなかを大きく開き、一時的に血流を止めておこなうので合併症が起こる可能性が高くなります。

人工血管置換術

1回で済む

比較的若い人が対象です。こぶや解離がある部分の血管を人工血管に置き換えるので、再手術はまれです。大きな手術なので、合併症を起こす可能性はステントグラフト治療より高めです。

▼メリット

- ●1回手術すれば破裂の危険はほぼなくなる
- ●破裂前の手術なら安全性が高い

▼注意点

- ●以前胸やおなかの手術を受けたことがある場合は難しい
- ●体の状態が悪いと受けられないことがある

ステントグラフト治療

複数回可能

体への負担が少なく、高齢者によく選ばれます。新しい治療なので長期的な効果に不明点があり、ステントグラフトのずれなどで再手術が必要になる可能性があります。

▼メリット

- ●体への負担が少なく、年齢の上限はない
- ●局所麻酔・全身麻酔、どちらも可能
- ●何度でも手術が受けられる

▼注意点

- ●こぶの位置によっては受けられないことがある
- ●長期的な効果が不明

メリットと注意点

標準的な方法は人工血管置換術ですが、高齢の患者さんが多いため、ステントグラフト治療もよく選択されます。性機能障害や腸閉塞といった合併症を避けるためや早期の職場復帰のため、若くてもあえてステントグラフト治療を希望することがあります。

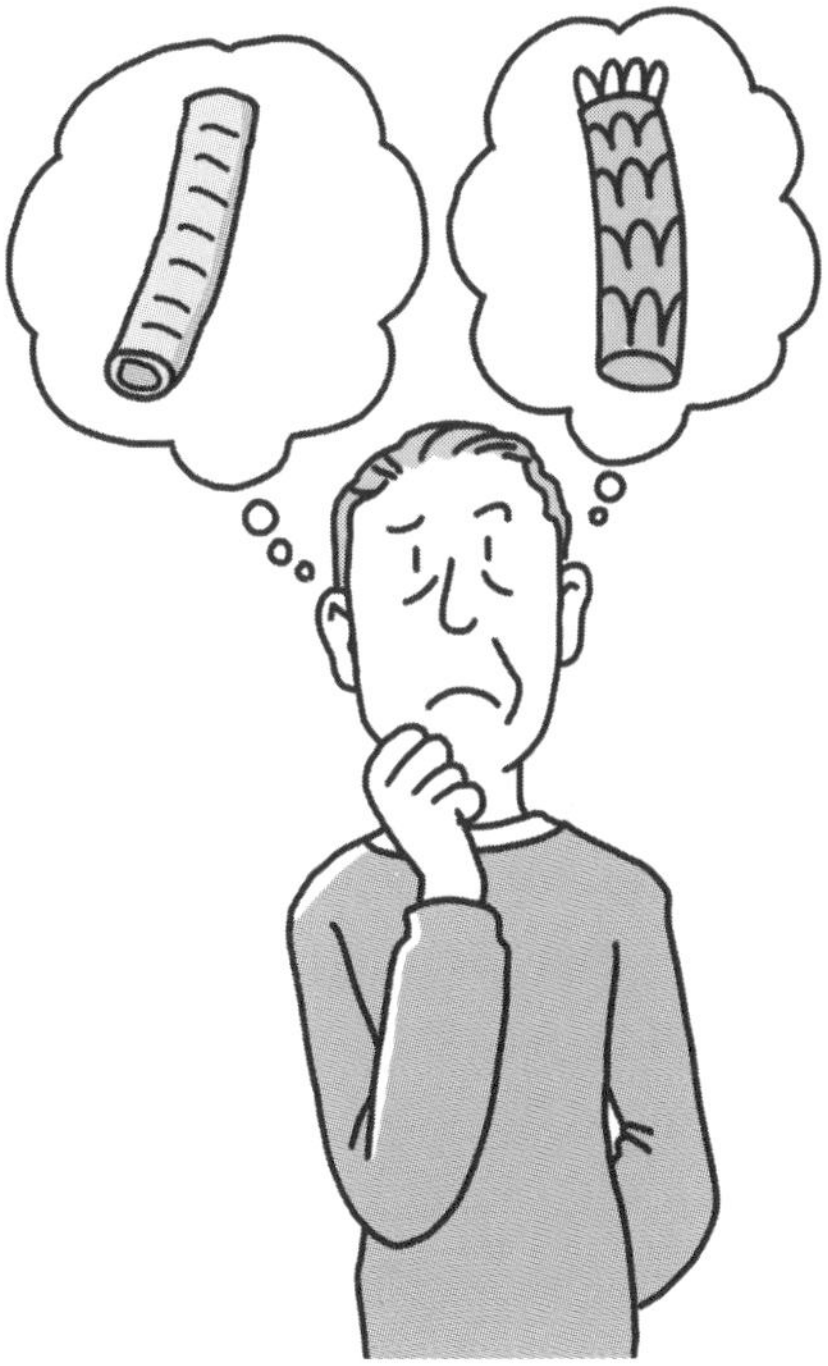

人工血管（→P79）とステントグラフト（→P85）では構造も異なる。どちらが自分に適しているか外科医の判断を聞き、自分の希望も踏まえて決める

手術前の準備

入念な検査を受けて十分な準備を

大動脈瘤を計画的に手術する場合、事前に検査を受けて慎重におこなわれます。計画的な手術ならあまり心配はいりません。

体の状態を調べる

手術をより安全におこなうため、術前に全身状態をくわしく検査します。血液検査、心臓や肺の機能の検査、持病があればその状態も確認します。

術前の検査

患者さんの多くは中高年で、高血圧のほかにも糖尿病や脂質異常症、腎臓病などの病気がある人がいます。体が手術に耐えられるかどうかを検査します。

血液検査・尿検査

生活習慣病の有無や状態を調べます。腎機能や肝機能の状態、感染症の有無も、血液検査と尿検査でわかります。

心電図・心エコー・心臓カテーテル検査

動脈硬化の影響で狭心症・心筋梗塞を起こしたことがある人が多く、不整脈などを手術で発症するリスクもあります。手術中に発症の危険がないか、これらの検査で心機能を調べます。

呼吸機能検査

呼吸機能が低下していると、胸やおなかを開く手術には耐えられないため、調べる必要があります。喫煙者には必須の検査です。

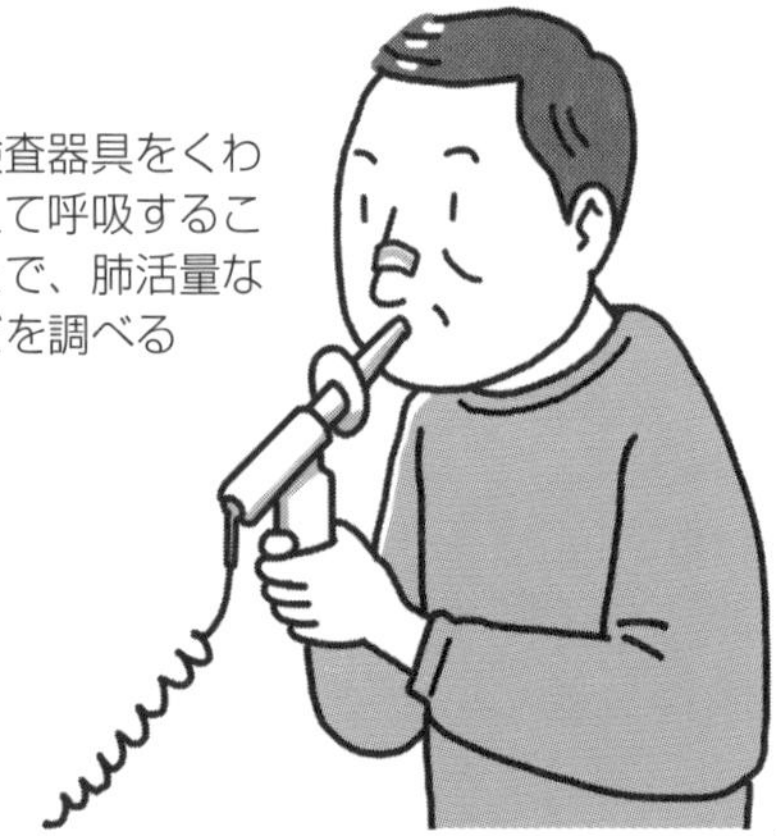

検査器具をくわえて呼吸することで、肺活量などを調べる

破裂前の手術はかなり安全になった

こぶや解離の手術は、緊急手術と定時手術に分けられます。

こぶや解離が破裂した場合は、緊急手術になります。破裂した状態では手術が難しく、死亡率も高いのが実情です。

一方、破裂する前に予防的におこなう定時手術は、近年安全性がかなり高くなっています。術前に禁煙し、薬で血圧をしっかり下げて、持病や全身機能も良好な状態で手術にのぞみます。医師も計画を十分に立てられるため、安全におこなえます。術前の準備をきちんとおこなうことが大切なのです。

生活習慣病の治療など

血圧だけでなく、糖尿病や腎臓病などの治療とコントロールは必須です。手術までにできるだけ良好な状態にします。喫煙者は自覚症状がなくても呼吸機能が悪いため、手術前に禁煙します。

入院・手術へ

事前の検査で大きな問題がなければ、入院して手術に備えます。一般に、手術の2～3日前に入院し、検査をさらに受けます。麻酔科医の診察もあります。体の状態が安定していて手術が可能と判断されたら、手術がおこなわれます。

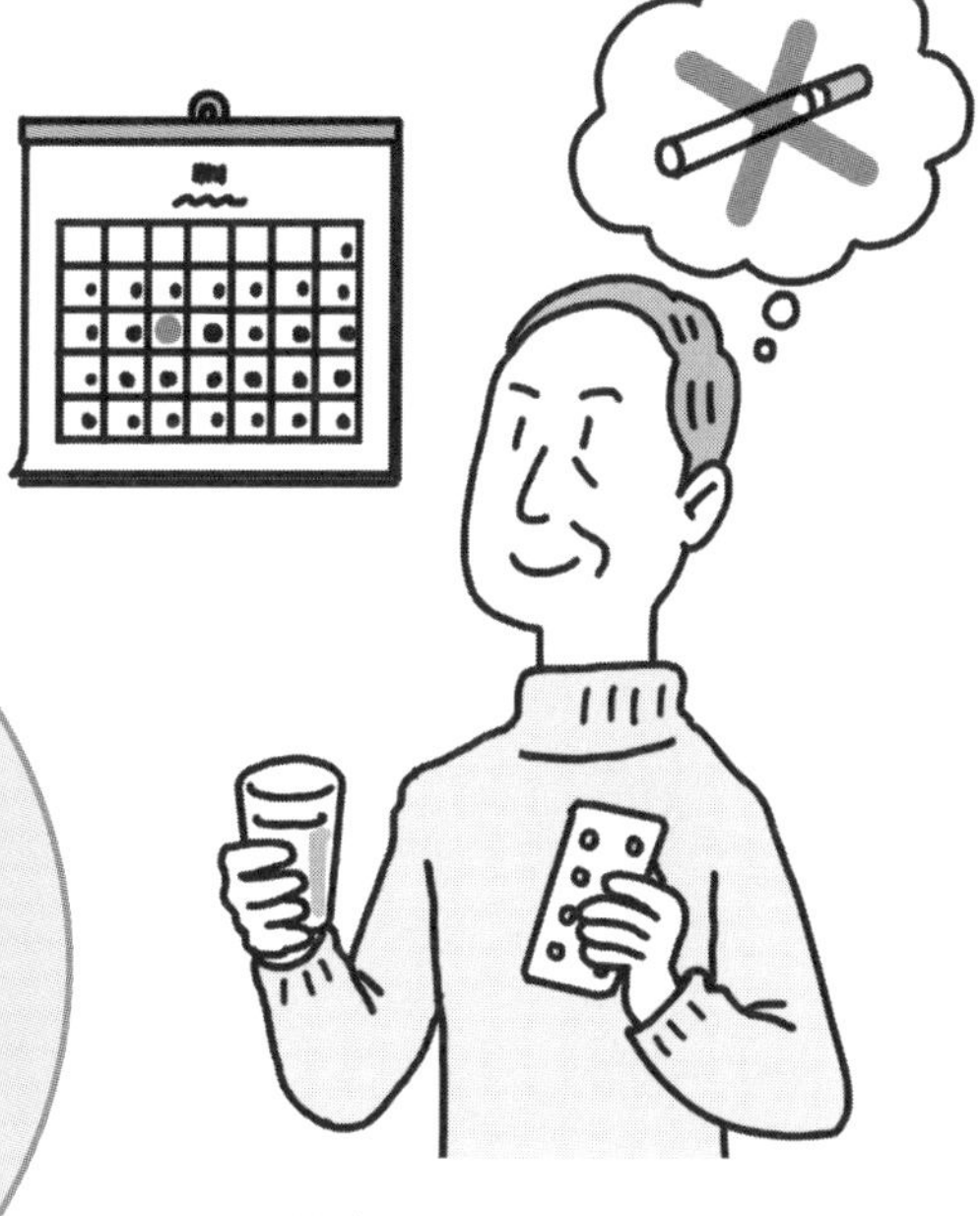

持病のコントロールが悪いと手術で合併症が起こる可能性が高まるため、薬で管理する

人工血管置換術①

こぶのある血管を人工血管に置き換える

人工血管置換術は、胸部・腹部のこぶと解離の根本治療が可能です。破裂した場合も予防の場合も手術の方法は同じです。動脈のどの部分かによって手術法が異なります。

切開する部分

手術は全身麻酔でおこなわれます。部位にもよりますが、胸かおなかを20～40cm程度切って開きます。胸の場合は胸骨《きょうこつ》や肋骨《ろっこつ》も切断します。

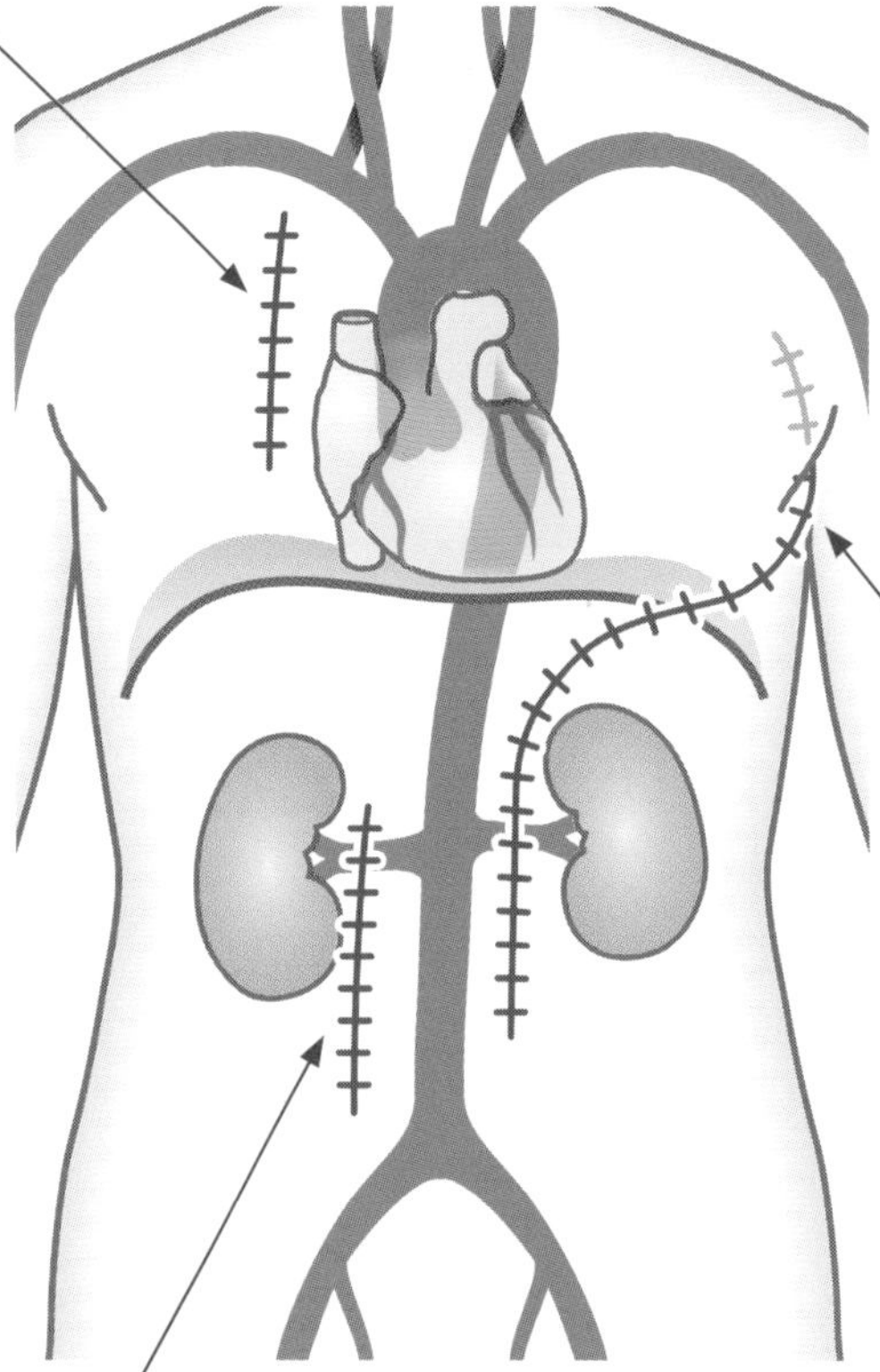

上行大動脈と弓部大動脈の場合
胸の右側か真ん中を切開する
下行大動脈や胸腹部大動脈の場合
下行大動脈は脇を切開する。胸腹部大動脈の場合は、脇からおなかまでと切開範囲が広くなる
腹部大動脈の場合
おなかの右側や、おへそを避けながら真ん中を、縦に切開する。わき腹を切開する場合もある

人工血管とは

ポリエステルなどの化学繊維の布を筒状にしたものです。世界中で50年以上使われ、体内に入れても問題ないことがわかっています。手術部位に応じてサイズや形が異なり、腹部にはI字型かY字型を使います。比較的太いので、血液が中で固まる心配もありません。

おなかの手術方法

腹部大動脈瘤は、心臓を動かしたまま手術します。こぶの上下の正常な大動脈をクリップ（遮断カンシ）で挟み、血流を止めて手術をおこないます。血流が止まる時間は短いので、下半身への影響はあまり残りません。

大動脈瘤と大動脈解離の標準的な手術方法

人工血管置換術は、こぶや解離がある部分の血管を、化学繊維でできた人工血管を縫いつけて置き換える手術です。

胸やおなかを大きく開き、胸では一時的に心臓を止める大きな手術ですが、最も歴史があり、確実性のある治療法です。人工血管はほぼ生涯使用できるので、感染や縫い目のほつれなどの手術に伴う合併症が起こらないかぎり、再手術も必要ありません。

手術の難易度は、動脈のどの部位を手術するかによって異なります。動脈の形状や分枝が多い部分など、部位に応じて人工血管を使い分けます。

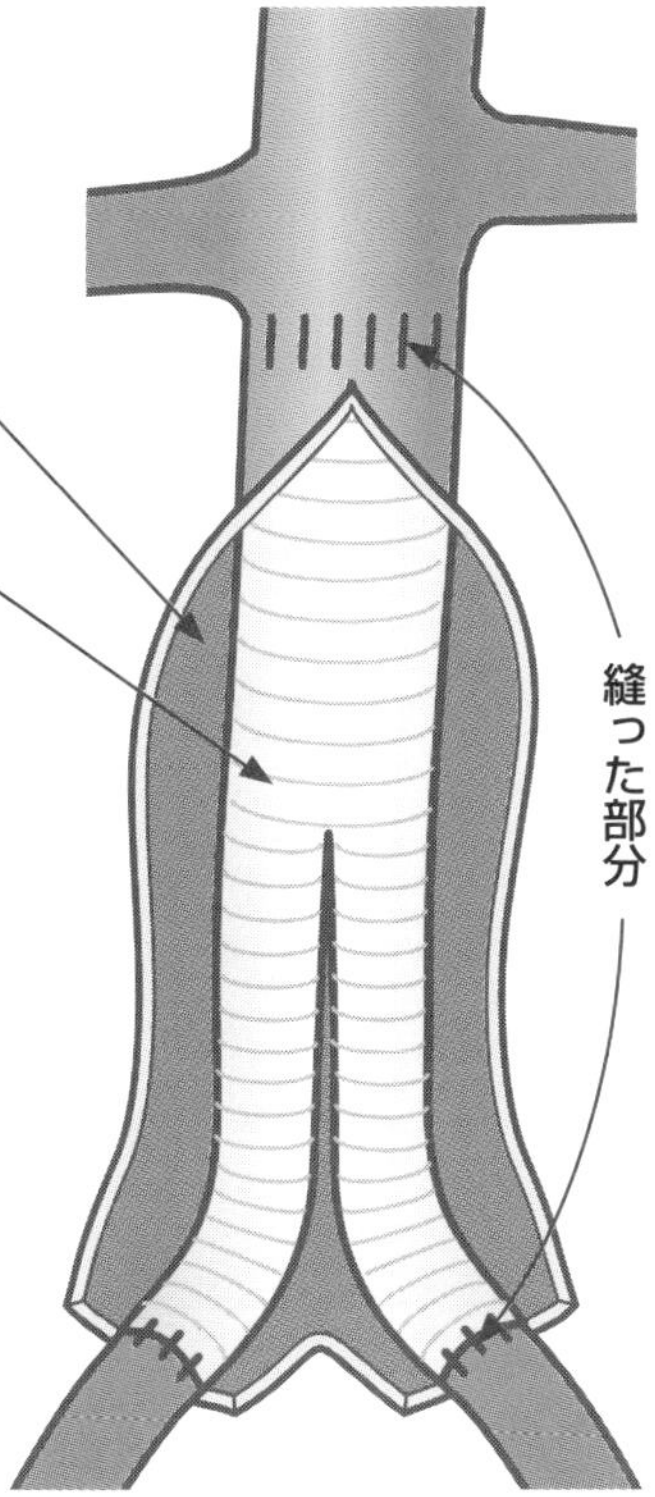
① こぶを切り開く
② 人工血管を入れて縫う
人工血管と腸がくっつく（癒着）と、腸閉塞などを起こす。人工血管を元の血管（動脈壁）で覆い、癒着を防ぐ

腹部大動脈瘤が最も多く発生するのは、腎動脈下です。こぶになった血管は取り除かず、切り開いて手術します。元の血管の内部に人工血管を入れ、正常な大動脈と人工血管を縫いつけます。

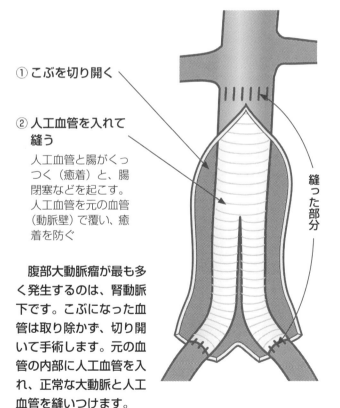

人工血管置換術②

心臓に近ければ心臓の弁ごと取り換える

胸部大動脈は、部位によって方法が異なります。特に心臓に近い大動脈基部に病変がある場合は、心臓弁の状態によって手術の方法が異なります。

胸の手術方法

上行大動脈と弓部大動脈の手術は、こぶと解離では方法がほぼ同じで、こぶや解離のある血管を人工血管に置き換えます。人工血管は手術部位に応じて、I字型や枝のついた分枝型などが選ばれます。

▼弓部の場合

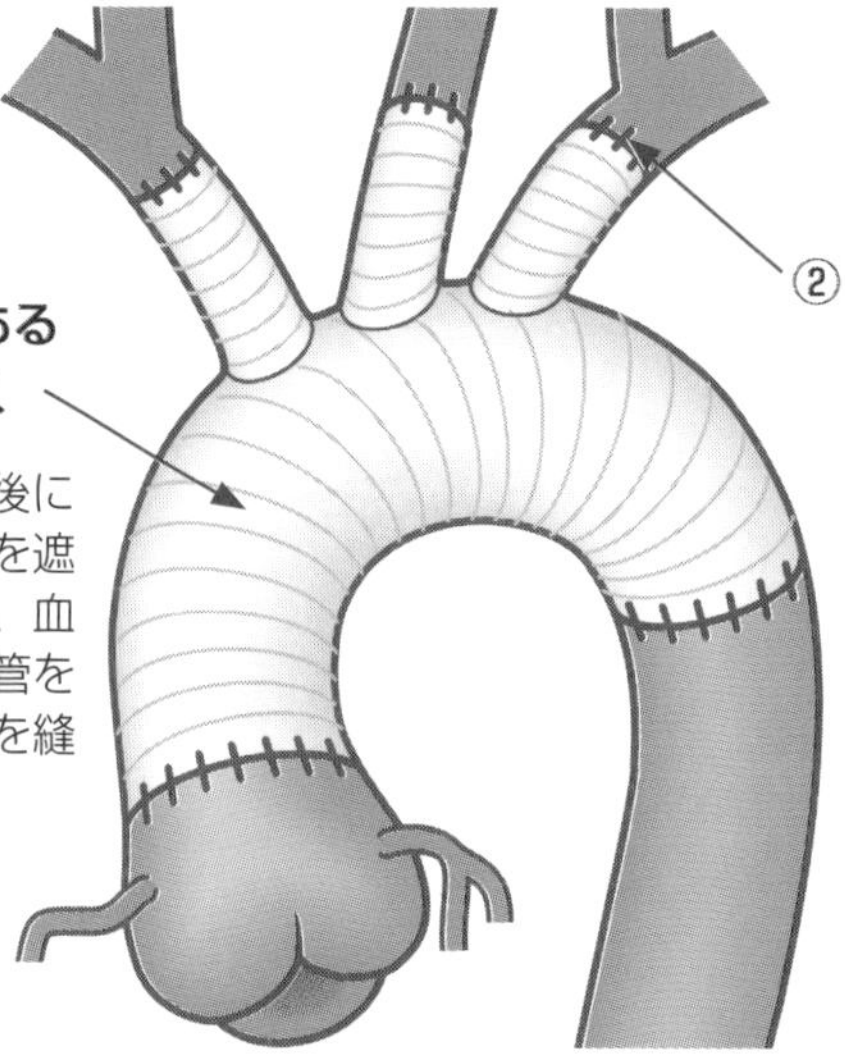

① こぶや解離のある血管を切り開く

こぶや解離の前後にある正常な血管を遮断カンシで挟み、血流を止める。血管を切り、人工血管を縫いつける

② 血管の分枝を1本ずつ縫う

弓部では、血管の分枝と人工血管の枝を1本ずつ縫う。すべて縫い終わったら、血流を再開する

胸部大動脈の手術は一時的に心臓や血流を止める

上行大動脈や弓部大動脈は、大動脈瘤だけでなく大動脈解離で手術が必要になることがあります。心臓に近いため、心臓を一時的に停止させ、特殊な装置で血流を維持しながら手術します。

こぶや解離が上行大動脈や弓部大動脈にとどまっているときは、こぶや解離のある血管を人工血管に置き換えます。弓部大動脈は脳などへの分枝があるため、手術が難しい部位です。

大動脈基部にこぶや解離がある場合は心臓弁の状態に応じて、弁を温存するか、弁ごと取り換えるかを決めます。

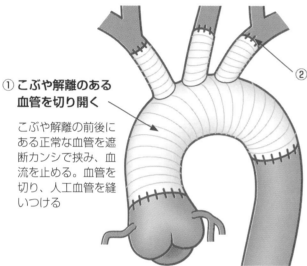

▼人工弁にする場合

血管を切り開き、心臓の弁を取り除いて人工弁付きの人工血管を入れます。人工血管と冠動脈の入り口を縫合《ほうごう》したあと、切り開いた動脈で人工血管を覆って縫い合わせます。

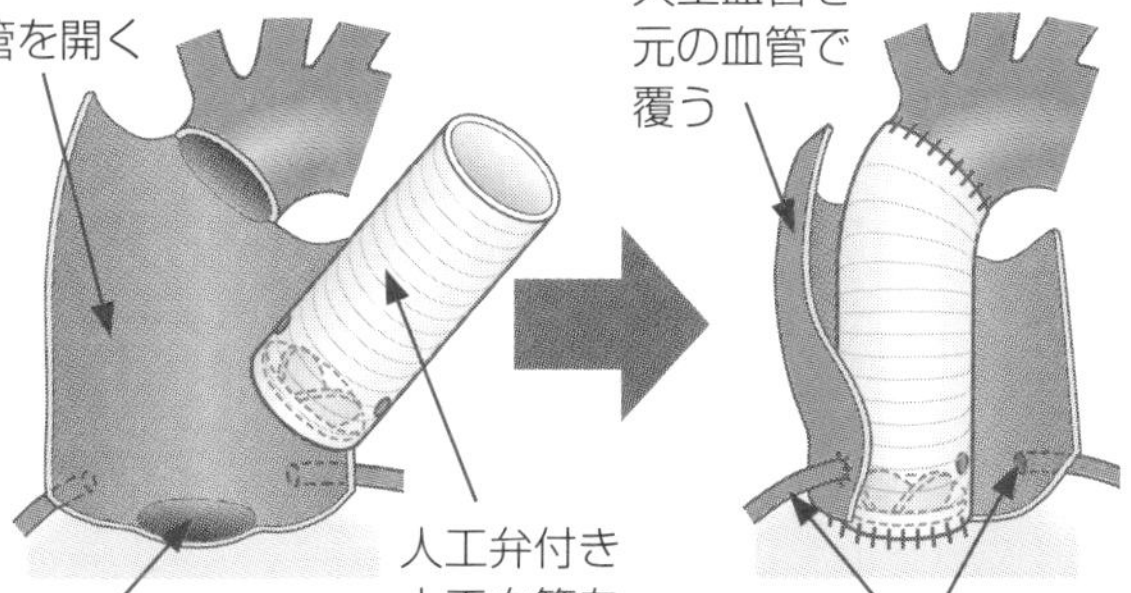
血管を開く
弁は除去
人工弁付き
人工血管を
入れる
人工血管を
元の血管で
覆う
冠動脈を
人工血管につなぐ

▼心臓の弁を残す場合

心臓の弁は残して、こぶや解離がある部分を切開します。切除部分に人工血管をつなぎ合わせ、弁も縫合して固定します。大動脈基部の冠動脈の入り口を人工血管に縫いつけて再建します。

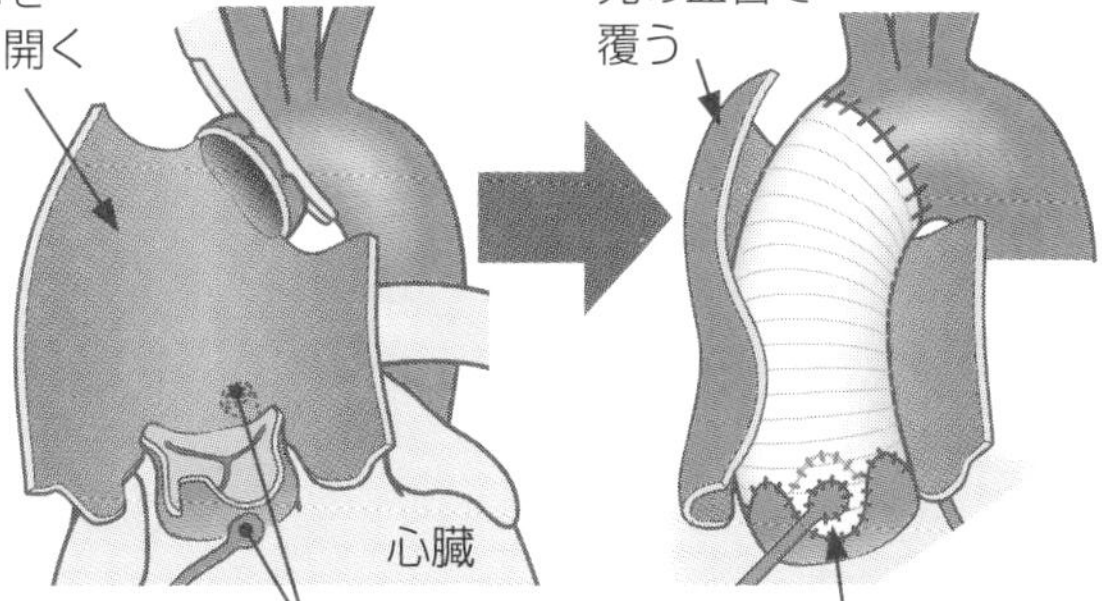
こぶを
切り開く
心臓
冠動脈
人工血管を
元の血管で
覆う
冠動脈をつなぐ

基部の手術方法

大動脈基部の手術には、心臓の弁を温存する「デイビッド手術」と、人工弁に取り換える「ベントール手術」があります。

ベントール手術は、基部の手術では標準的な方法です。人工弁に換えると血栓ができやすくなるため、抗凝《こうぎょう》固《こ》薬《やく》を生涯服用します。心臓の弁に問題がないときは、デイビッド手術がおこなわれます。難しい手術ですが、術後の抗凝固薬は必要ありません。

手術中の血流は機械で迂回させる

上行大動脈と弓部大動脈の手術では、心臓を一時的に停止させます。心臓が止まっているあいだ、脳などへの血流を確保するため、人工心肺《しんぱい》という装置を使って、血液を循環させます。

◆低体温にすることも

特に弓部大動脈の手術では、血流を一時停止させると、脳がダメージを受ける可能性があります。体外循環に加え、体温を25℃程度に低く保つことで、臓器の働きを抑えた状態で手術をします。

人工血管置換術③

手術二〜三日前に入院し、約三週間で退院

人工血管に置き換える手術は大手術なので、入院期間は長くなります。腹部で三週間、胸部ではもう少し長くなるのが一般的です。

人工血管置換術の入院スケジュール

患者さんの全身状態によりますが、入院期間は術前を含めると3週間が目安です。下記のスケジュールは腹部大動脈瘤の入院・手術の例です。手術時は、腸を器具で避けるので、胃腸に負担がかかります。

体への負担は大きいが、一度手術すれば完全に治る

人工血管置換術は、全身麻酔で胸やおなかを大きく開きます。胸では心臓を一時的に止め、人工心肺を使用するような大手術になります。

入院 → 2〜3日 → **手術**

検査・診察のほか、術前処置を受ける

手術の2〜3日前に入院し、主治医と麻酔科医の診察や血液検査を受けます。麻酔に関する問診・指導もあります。手術前日には痛み止め用のチューブを入れる処置を受けます。

術前に薬で胃腸を空にする

腹部の場合、感染などを防ぐため胃腸を空にした状態で手術を受けます。手術2日前に下剤を、前日に腸洗浄剤を服用し、排便します。手術前日は水を飲めますが、食事はとれません。

歩いて手術室へ行き、術後はICUへ

手術当日は一切飲食できません。手術室へは歩いて向かいます。術後は、点滴のチューブがつながれた状態です。集中治療室（ICU）でしばらく経過を観察します。

手術は一般的に3〜4時間くらい

麻酔の準備も含めて、手術時間は3〜4時間が目安です。胸の手術では、少し長くなることもあります。

したがって回復には時間がかかり、入院期間は腹部の手術では術前を含めると三週間、胸部の手術ではもう少し長くなります。術後は、傷口が大きいため、痛みも強いことがあります。

　しかし、人工血管置換術は一度受ければ、再手術になる心配はほとんどありません。メリットも大きいといえます。

合併症は対マヒなど。死亡率はかなり低い

　人工血管は感染に弱く、手術直後に感染が起こる可能性がありますが、まれです。術後しばらく経ってから起こる場合は、別の原因があります。

　そのほか、胸部の手術では脳梗塞や脊髄への血流障害による下半身のマヒ（対マヒ）が、腹部では腸閉塞や性機能障害が起こることもあります。破裂前の手術なら死亡率はかなり低く、一～六パーセントです。

約2日後

ICUから元の病室へ

傷の状態がよく、血圧が安定してきたら一般病棟に戻ります。医師の許可が出たら、最初だけ看護師が見守りながら、自分で立って歩きます。制限は徐々になくなるので、回復のためにも体を動かしましょう。

食事は数日経ってから

術後、水分は翌日からとれますが、絶食は数日続きます。「マヒ性腸閉塞」といい、腸が驚いて動かなくなる可能性があるためです。定期的に検査を受け、問題がなければ流動食から徐々に再開します。

2～3週間後　**退院**

退院後の指導を受けて退院する

CT検査の結果が良好で、傷の状態も問題がなければ退院できます。退院後は、医師の指示にしたがって通院します。

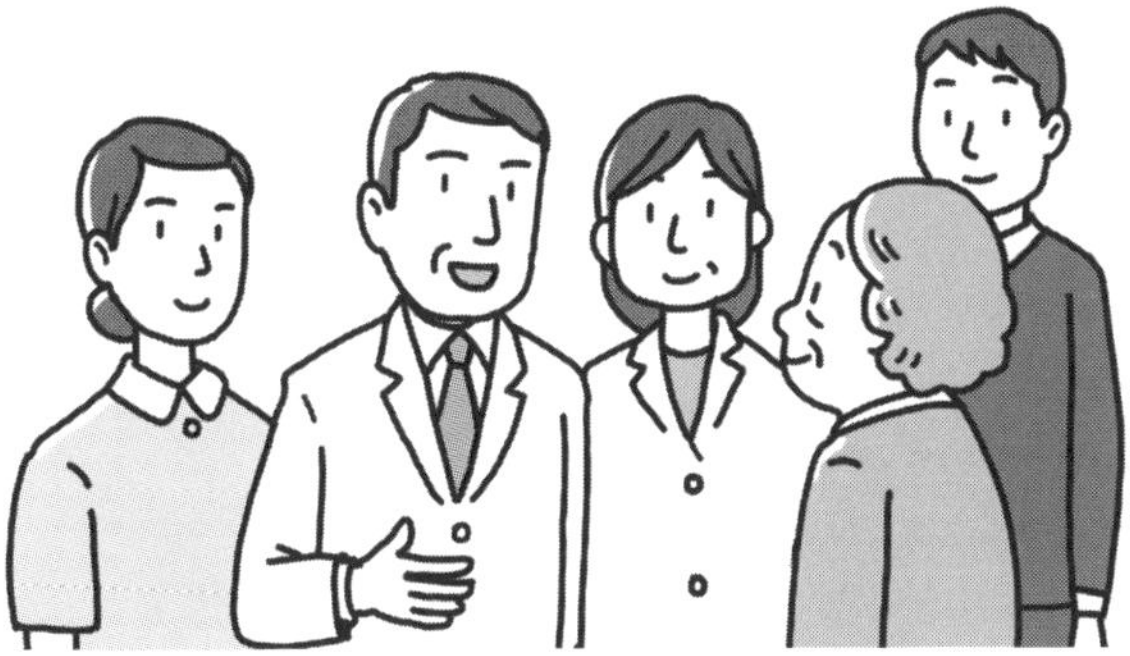

退院前に、医師や看護師、薬剤師などから、退院後の治療や生活についての指導がある

ステントグラフト治療①

こぶや裂け目のある血管を内側から補強

人工血管置換術はすぐれた手術ですが、体への負担が大きくなります。体の状態が悪い人でも、ステントグラフト治療なら受けられます。

切開部位

胸部では片方の脚、腹部では両脚のつけ根を切開して、動脈にカテーテルを挿入します。カテーテルを使って、折りたたんだ状態のステントグラフトをこぶや裂け目のある患部まで送り込んで治療します。

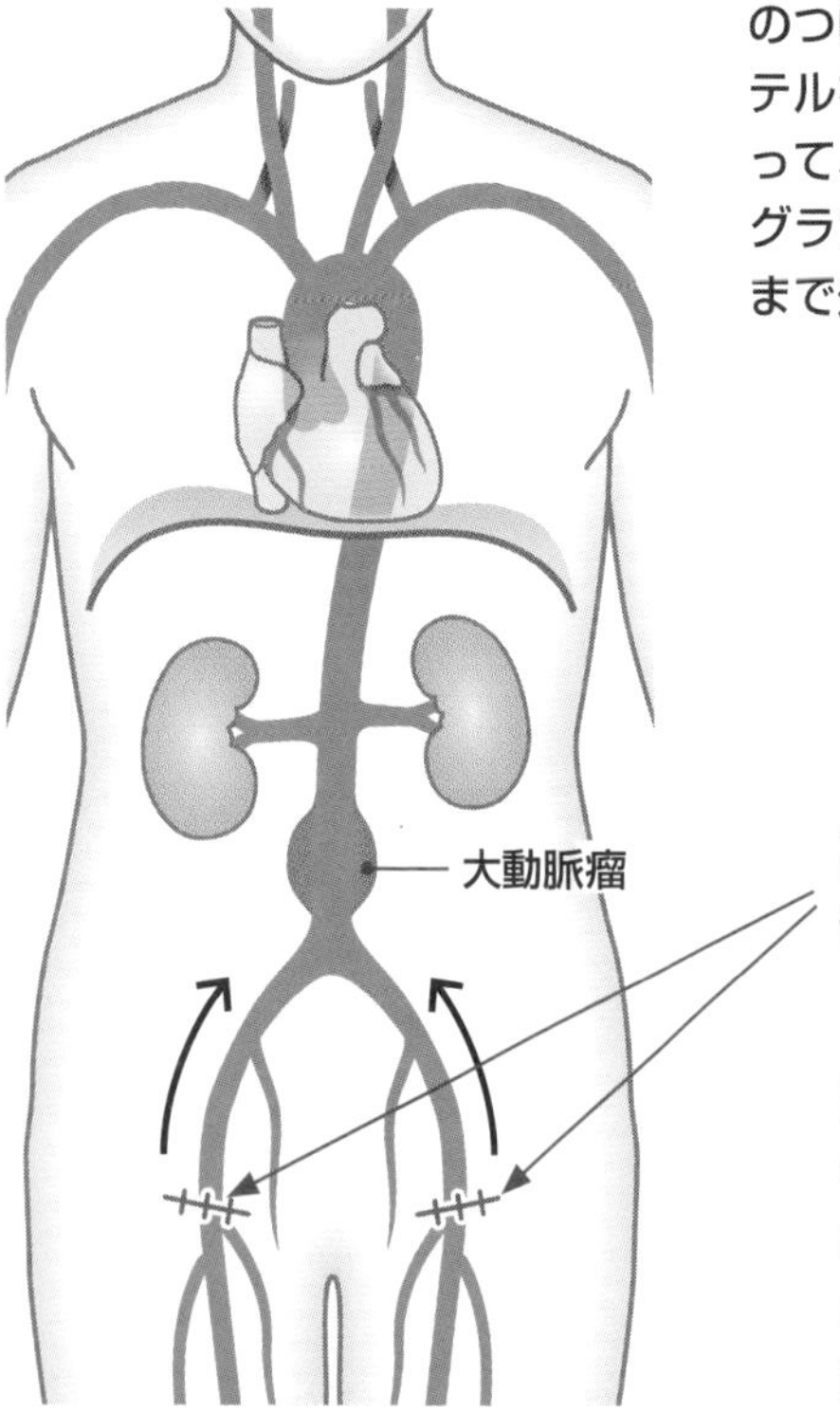

左右の脚のつけ根を切開しておこなう

脚のつけ根を3～5cmほど切開して、動脈にカテーテルを入れます。麻酔は、全身麻酔が多いですが、局所麻酔や背中からの麻酔（硬膜外麻酔や脊椎《せきつい》麻酔）の場合もあります。

カテーテルを使って血管の中から治療する

ステントグラフトとは、「ステント」と呼ばれるバネのついた人工血管です。血管を内側から補強する手術方法で、「血管内治療」とも呼ばれます。

手術では、エックス線透視装置を用いて、脚の血管からステントグラフトをカテーテルで送り込みます。こぶや解離のある部分で、内張りのようにステントグラフトを広げて、血管の内側に固定します。

人工血管置換術のように胸やおなかを大きく切開し、血流を遮断する必要がないため、体の負担が軽いのです。

ステントグラフトとは

化学繊維でできた人工血管（グラフト）に、ステンレスなどでできた針金のバネ（ステント）が縫いつけられたものです。細く折りたたんだ状態で挿入し、治療部位で外に押し出すとバネの力でパッと広がるしくみ。血圧とバネの力で血管に固定されます。

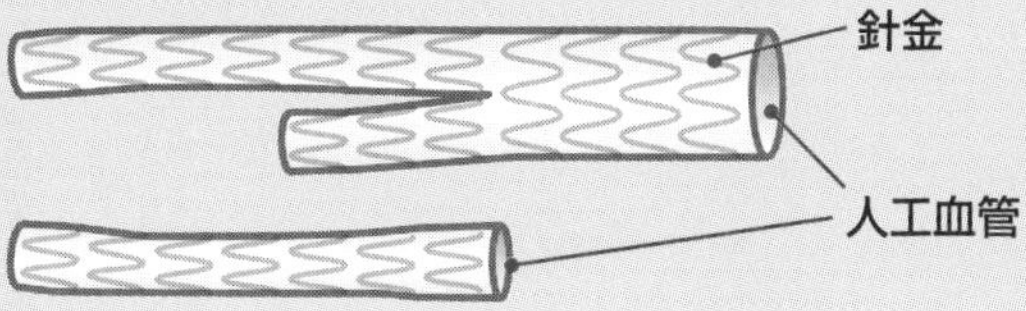

針金
人工血管

手術方法

カテーテルの、ガイドワイヤーとシースという器具を使って、こぶをまたぐ位置までステントグラフトを送り込みます。手術は、おなかの場合、ステントグラフトの部品を複数個入れて、体の中で合体させます。

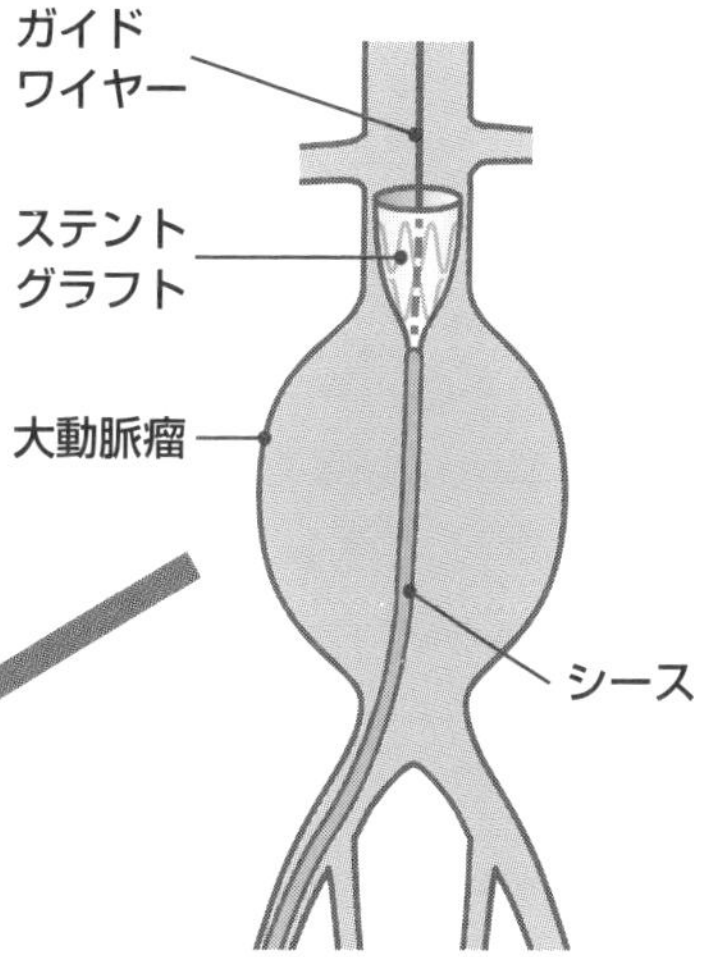

ガイド
ワイヤー
ステント
グラフト
大動脈瘤
シース

シースを使って、折りたたまれた状態のステントグラフトを患部まで送ります。血流がこぶに流れ込まないようにするため、こぶをまたぐ位置で長いステントグラフトを広げます。ステントグラフトは、縫いつける必要はありません。

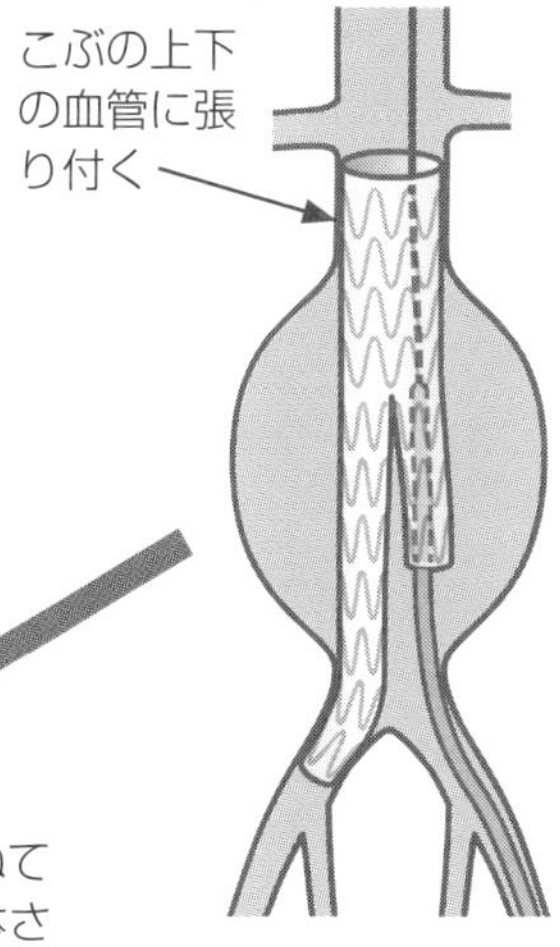

こぶの上下
の血管に張
り付く

反対側の脚のつけ根から、短いステントグラフトを入れて、血管の中で合体させます。

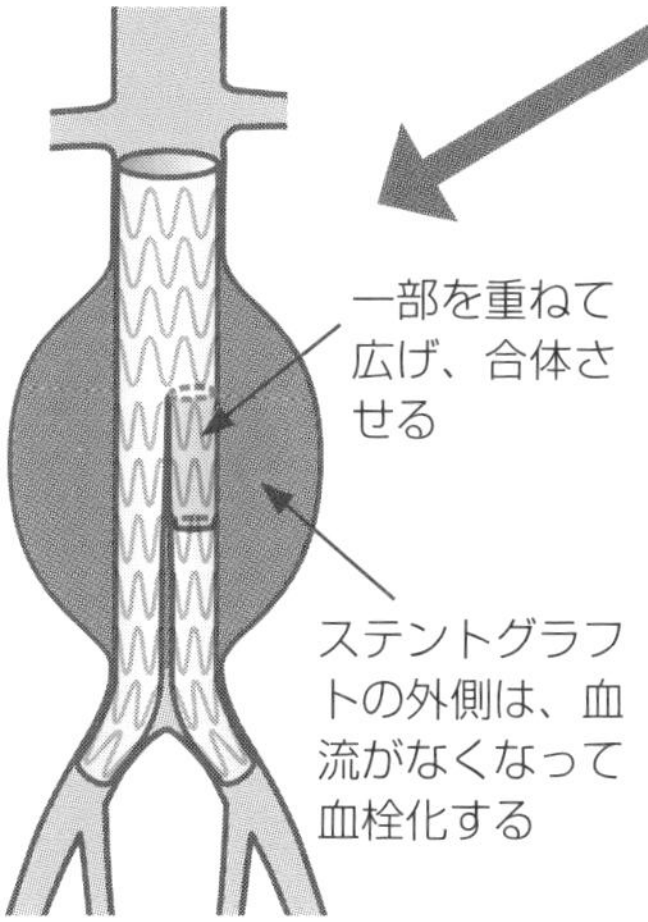

一部を重ねて
広げ、合体さ
せる
ステントグラフ
トの外側は、血
流がなくなって
血栓化する

手術後は、ステントグラフトの内側を血液が流れます。こぶはふさがれて血栓化し、破裂の心配がなくなります。しだいにこぶが小さくなる場合もあります。

窓開きステントの登場で治療範囲が広がった

ステントグラフトは、これまで分枝のある部分には使えませんでした。しかし近年、新しいステントグラフトが登場して、治療が可能になりました。

手術が受けられる条件

ステントグラフト治療を受けるには、細かい条件があります。くわしい検査を受けて、できるかどうかが判断されます。

胸

1 下行大動脈（弓部は高齢や体の状態が悪い人に限られる）

2 こぶや解離の前後に2cm以上の正常な血管がある

3 脚の血管が太く、極端な蛇行や石灰化がない

4 動脈瘤の感染がない

主に下行大動脈瘤と解離のB型が対象で、さらに左の条件に当てはまれば、破裂した場合も治療可能です。弓部や胸腹部にまたがるこぶは、人工血管置換術ができないときや、ハイリスクの場合に検討されます。上行大動脈瘤や解離のA型は、まだ開発段階のため受けられません。

おなか

1 心臓側の正常な血管が1.5cm以上あり、比較的まっすぐ

2 脚側に正常な血管が1cm以上ある

3 脚の血管が太く、極端な蛇行や石灰化がない

4 動脈瘤の感染がない

左の条件に当てはまる場合に受けられ、特に1が重要です。腎動脈上部は、人工血管置換術が難しく、このままでは破裂するリスクが高い場合はステントグラフト治療をおこないます。おなかのこぶが破裂した場合は、原則として受けられませんが、年々増えています。

窓開きステントとは

弓部大動脈には頭や首、腕への分枝があるため、通常のステントグラフトでは人工血管が動脈の分枝をふさいで血流障害を起こします。

しかし近年、開窓型ステントが登場したことで、治療ができるようになったのです。

従来できなかった「枝部分」の治療が可能に

ステントグラフト治療を受けるには、胸部・腹部ともに細かい条件があります。こぶや解離の位置によっては、治療が受けられません。

大動脈には、全身の臓器へ血液を送るために枝分かれしている分枝があります。分枝の近くにこぶや解離が起こると、ステントグラフトで対応できないため、ハイブリッド手術（↓P90）が選択されていました。

最近登場した「開窓型」のステントグラフトによって、分枝部分の治療もできるようになったのです。

1 窓と分枝の位置を合わせる

カテーテルのガイドワイヤーを使って、ステントグラフトの窓（人工血管に穴が開いている部分）と動脈の分枝の位置を合わせます。

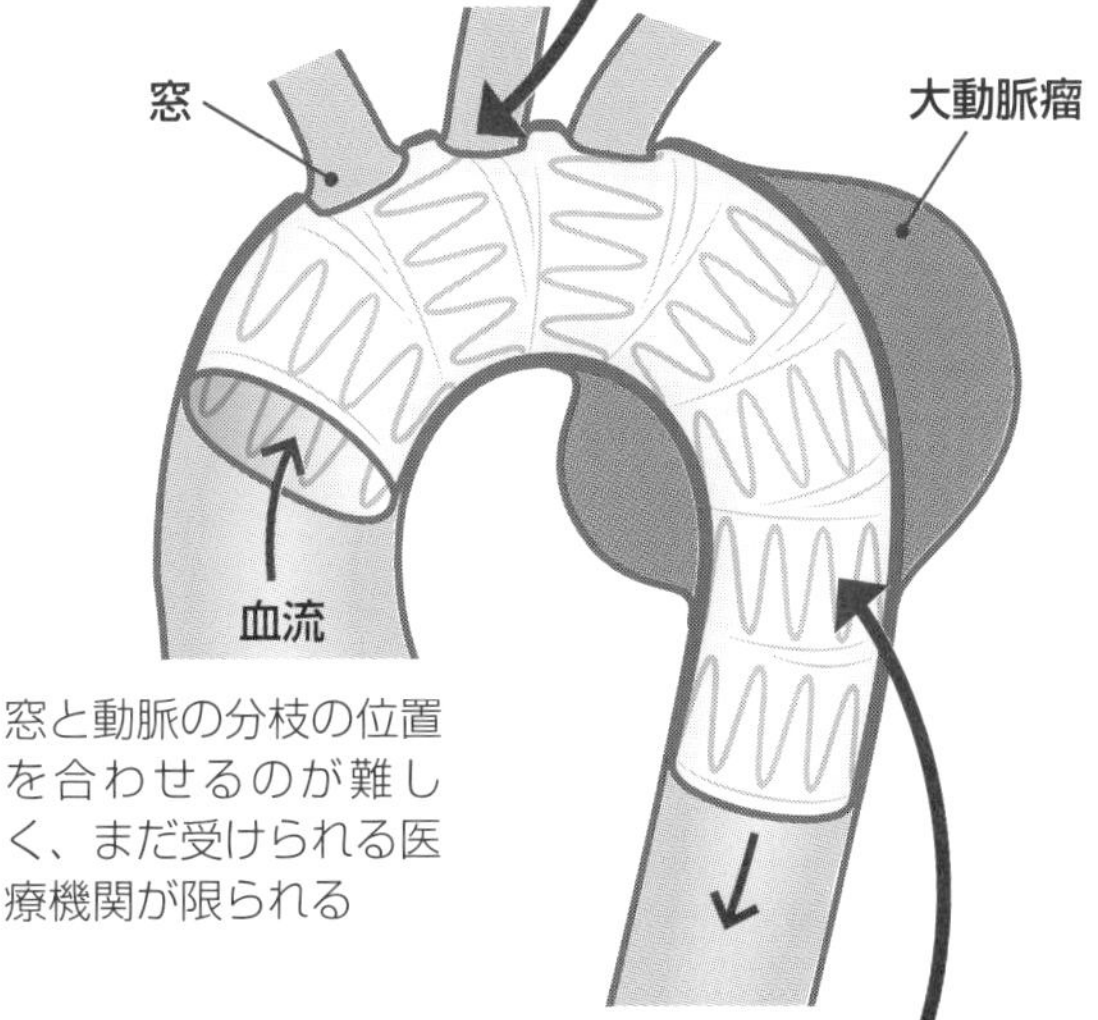

窓と動脈の分枝の位置を合わせるのが難しく、まだ受けられる医療機関が限られる

2 ステントグラフトを広げる

ステントグラフトを広げても動脈の枝分かれしている部分には窓があるため、血流を妨げることなくこぶの治療ができます。窓が開いていても固定力には問題ありません。

ステントグラフト治療③

手術翌日から歩き、術後三〜四日で退院

ステントグラフト治療の最大のメリットは、切開部が小さく、体への負担が少ないことです。そのため、入院期間も短くて済みます。

ステントグラフト治療の入院スケジュール

手術の1〜2日前に入院し、事前の検査を受けます。術後は、早ければ翌日から歩行を再開します。入院期間は、術前を含めて1週間前後です。下記のスケジュールは腹部大動脈瘤の例です。

入院 ― 1〜2日 ― **手術**

検査・診察

人工血管置換術と同じく、血液検査、エックス線検査、心電図、検尿など術前の検査を受けます。外科医と麻酔科医の診察もあります。

必要な術前処置が少ない

人工血管置換術では、胃腸を空にするといった術前の処置がありました。ステントグラフト治療では、おなかや胸を切り開かないので、術前処置も少なくて済み、食事も手術前日の夕食までとれます。

歩いて手術室へ

手術当日は自分で歩いて手術室へ移動します。術後は回復室に移動し、安静にします。点滴や心電図、尿の管などがつながっていますが、ほとんどは翌日に外れます。

手術は一般的に2〜4時間程度

手術の所要時間は、通常2〜4時間程度。手術が終わったら、血管造影でステントグラフトの位置を確認し、問題がなければ脚のつけ根の切開部分を縫合して終了です。

体への負担が少ないのが最大の利点

ステントグラフト治療は、切開部が小さく、血流を遮断しないので、人工血管置換術より回復が早くなります。

個人差はありますが、術後の痛みも軽く、ほとんどは手術の翌日から自力で歩けるようになります。入院期間も短ければ術前を含めて一週間程度です。ゴルフ程度の運動なら、手術から2週間ほどでできます。

脳梗塞や心筋梗塞といった術後の合併症も非常に少なく、死亡率も一パーセント未満です。ステントグラフト治療には、特有の「エンドリーク」という合併症があります。発生率はわずかですが、可能性があることを知っておきましょう。

退院　3〜4日後

回復室から元の病室へ

翌日に、元の病室に戻り、問題がなければ食事も再開できます。体の自然な反応として発熱が続きますが、心配はいりません。

立って歩いて回復を

ほとんどの場合、手術の翌日には立って歩けます。術後2日以降は安静の制限もなくなるので、主治医の許可が出たらふつうにすごして大丈夫です。

指導や診察を受けて退院

人工血管置換術と同じく、退院前に術後の生活の注意や薬の服用の指導を受けます。CT検査を受けてから退院します。その後は定期的に通院して、検診を受けます。

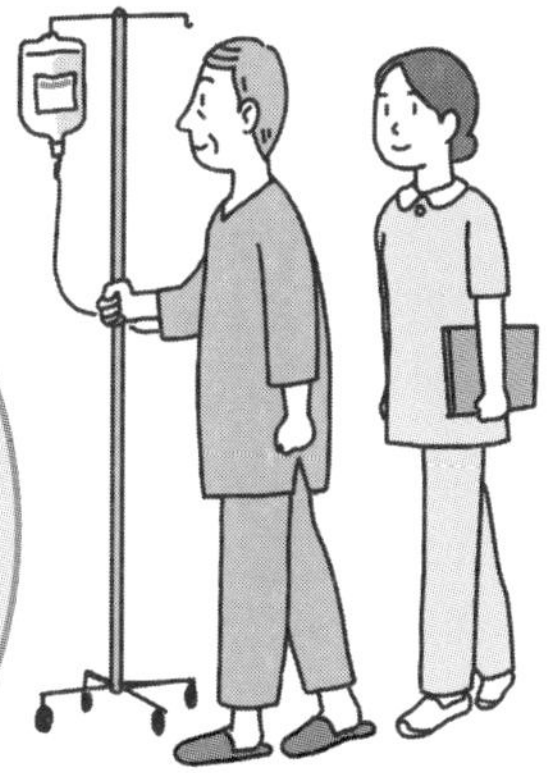

元の病室へは、自力で歩いて移動する

ステントグラフト特有の合併症「エンドリーク」

エンドリークとは、ステントグラフトと動脈壁が密着せず、わずかなすき間ができてこぶに血液が流れ込んでしまう状態です。血液の漏れが原因でこぶが拡大するため、破裂の危険が残ります。

検査で発見されたら、ステントグラフトを追加します。ただし、下記の別の血管からの逆流の場合は様子を見ます。

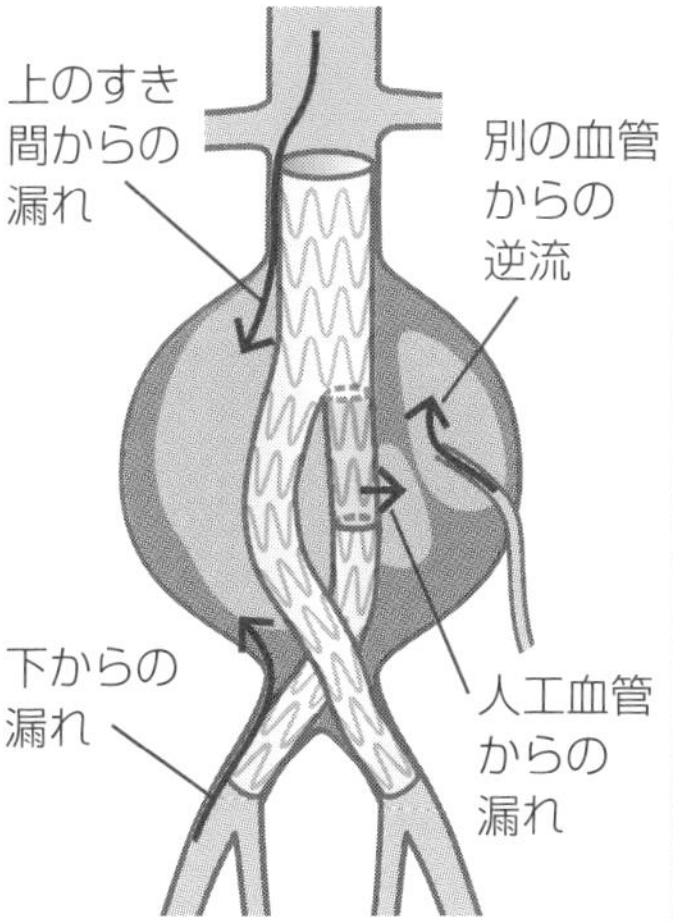

上のすき間からの漏れが多い。ステントグラフトは何度でも入れ直せるのも長所の一つ

ハイブリッド手術

二つの手術を組み合わせておこなう

こぶの位置によっては人工血管置換術やステントグラフト治療では適切に治療ができないことがあります。この場合は、二つの手術で対応します。

血流の別ルートをつくる

動脈の分枝があると、ステントグラフト治療だけでは分枝がふさがれます。そこで、バイパス手術で血液の別ルートをつくり、血流を確保します。この手術の組み合わせを「ハイブリッド手術」といい、健康保険も適用されます。

バイパス手術

人工血管を用いて、ステントグラフトでふさがれる血管につなぐ手術です。本来の血管にはない血流のルートですが、開胸や人工心肺が不要で、人工血管置換術よりも体への負担が軽くて済みます。

＋ 組み合わせる

ステントグラフト治療

こぶをまたいでステントグラフトを留置すると、動脈の分枝がふさがれます。しかし、バイパス手術でつくった血管があるので、血流を確保できます。

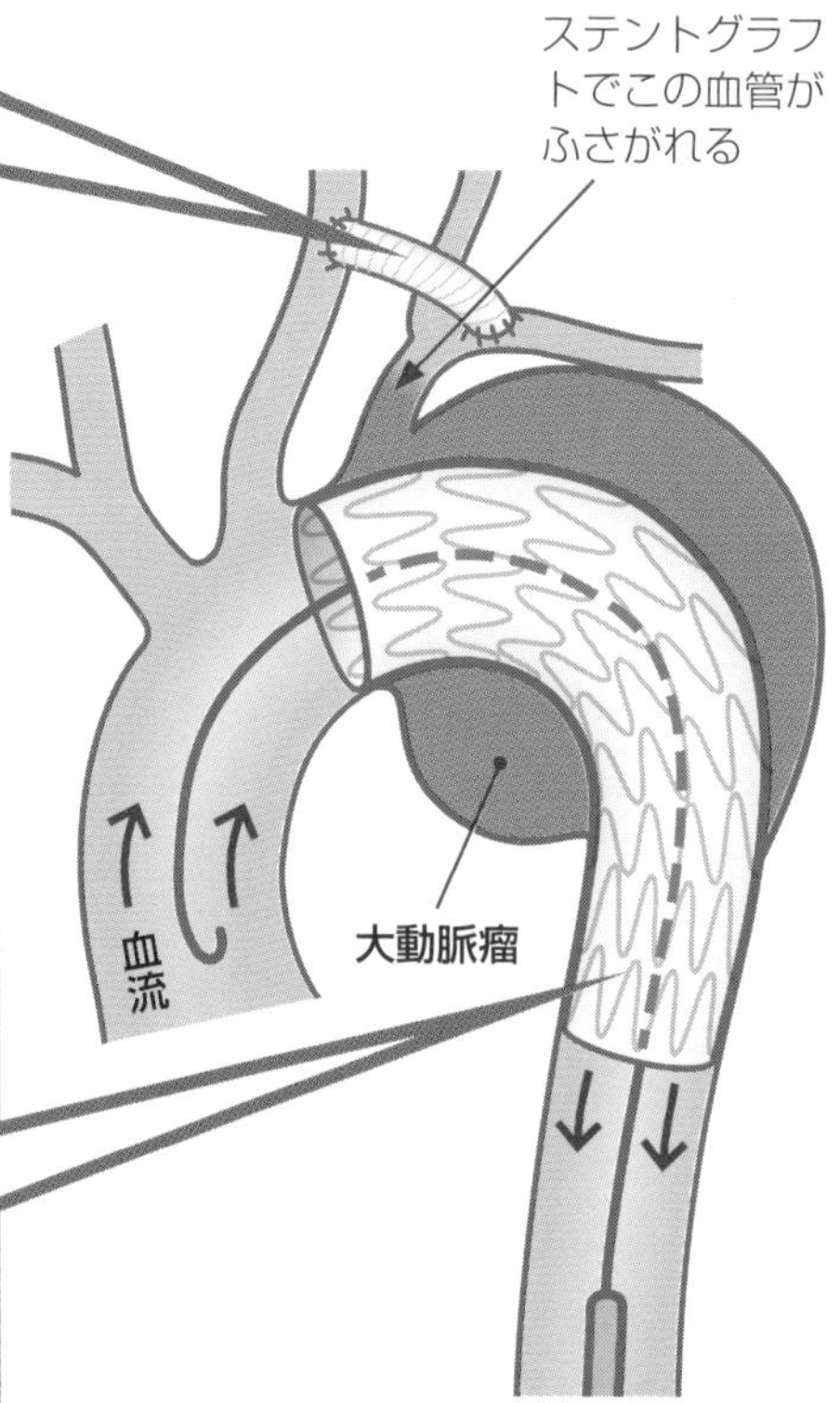

ステントグラフトでこの血管がふさがれる
大動脈瘤
血流

ステントグラフトの入れ方や血管のバイパスのつなぎ方には、多くの方法がある。こぶの位置や血管の状態によって異なる

新しい方法も開発中

現在、ハイブリッド手術をおこなわなくても済むように、新しい方法の研究・開発が進んでいます。代表的なものが、分枝部分にも使える、枝つきのステントグラフトです。

弓部や胸腹部のこぶの治療法が増えている

弓部大動脈のように分枝がある部分や胸からおなかにかかる胸腹部大動脈瘤では、手術による体の負担が大きくなりがちです。そこで、「ハイブリッド手術」といい、ステントグラフト治療とバイパス手術を組み合わせた方法がおこなわれています。人工血管置換術よりも体への負担が少なく、特に胸腹部大動脈瘤の治療で効果を上げています。

また、最新のステントグラフトには枝つきのものが登場しており、治療の幅が広がると期待されています。

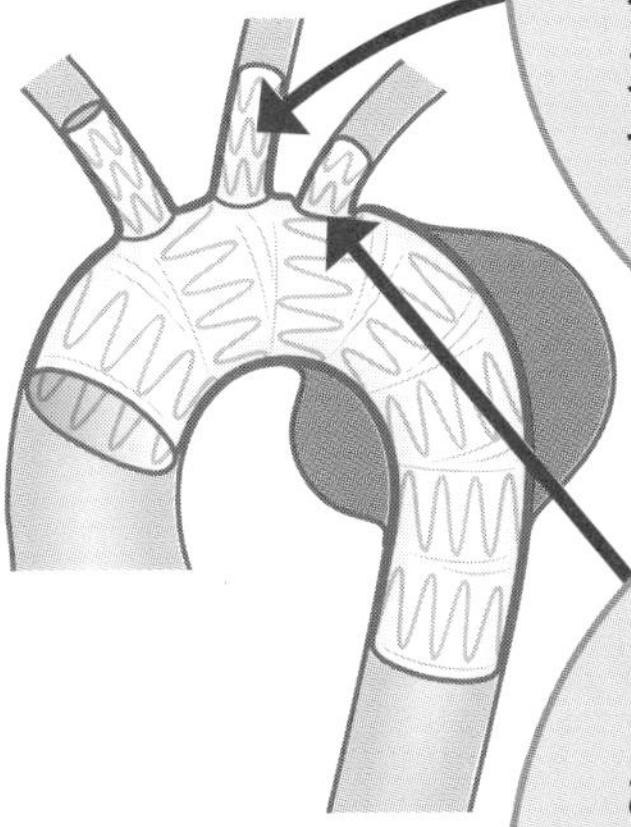

枝つきステントグラフトを使う方法

動脈の分枝は位置や太さに個人差があるため、オーダーメードで枝つきのステントグラフトをつくります。分枝に合わせてステントグラフトの枝を一つ一つ広げ、最後に大動脈にステントグラフトを留置します。

あとから穴を開ける方法

ステントグラフトを留置したあとに、首の血管からカテーテルを入れ、ステントグラフトの布部分に穴を開けて、短いステントグラフトを立てる方法です。枝つきステントや開窓型では対応できない、難しいこぶも治療できます。

手術時間は通常の方法よりも長くなるが、体の負担は人工血管置換術やハイブリッド手術よりも少ない

治療ができる施設が限られている

枝つきステントグラフトなどの方法は最新の技術であるため、現時点ではまだ健康保険が適用されていません。

患者さんに合わせてオーダーメードが必要なことや、動脈の分枝が多い部位だけに技術的にも難しいことから、実施できる医療機関は限られています。ほかの医療機関で治療が困難とされた場合におこなわれるケースがほとんどです。

手術後の生活

制限はないが、生活習慣病の治療は必要

手術を受ければ、術後には特に厳しい制限はありません。しかし、こぶや解離の原因となる高血圧など動脈硬化を速める病気の治療は生涯続ける必要があります。

こぶの最大の要因を減らしていく

こぶは、動脈硬化が進むとできやすくなります。動脈硬化は高血圧などの生活習慣病や喫煙によって促されるため、術後もこうした要因を1つでも減らすことが重要です。

薬

●血圧は130mmHg以下

●脂質異常症や糖尿病もコントロールする

収縮期血圧や血糖値、コレステロールなどの血中脂質が目標値になるように治療します。禁煙や食事・運動のほか、必要に応じて薬を処方してもらいましょう。

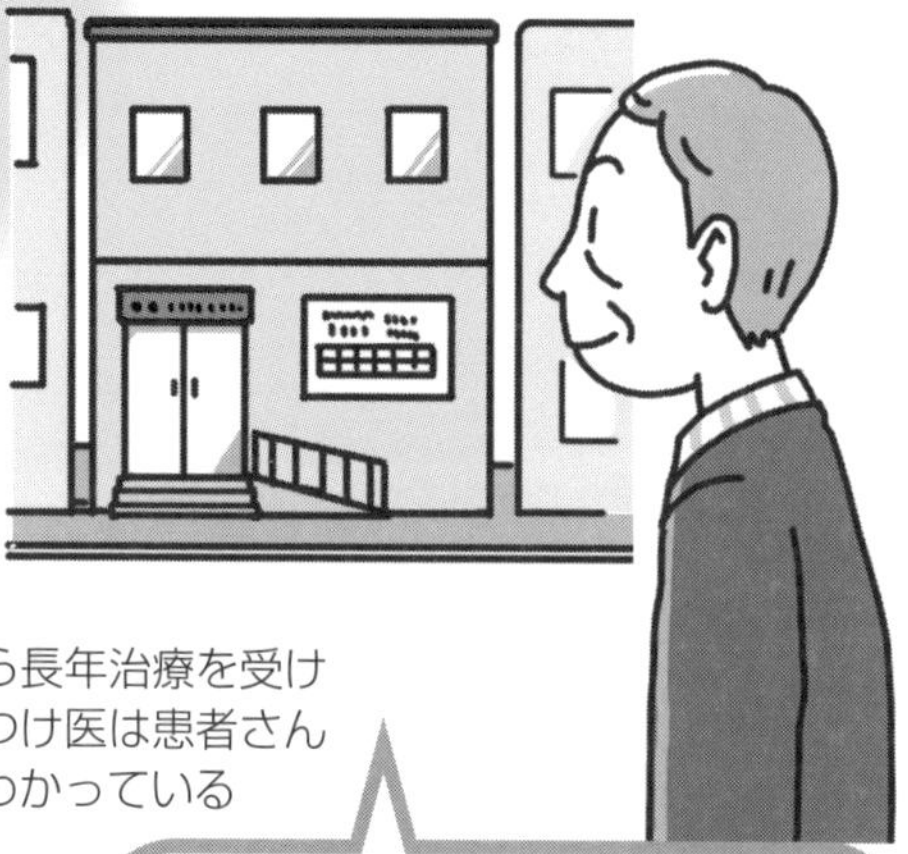

こぶを発見する前から長年治療を受けているため、かかりつけ医は患者さんの治療や生活をよくわかっている

生活習慣病の治療はかかりつけ医のもとで

高血圧などの治療は、生涯続ける必要があります。術後の定期検査は手術をした外科医のもとで受けますが、生活習慣病の治療はかかりつけ医のもとで続けます。医療機関を使い分けましょう。

要因となる生活習慣病や動脈硬化は残る

こぶを治療しても、こぶの原因となった高血圧や糖尿病などの生活習慣病が治るわけではありません。生活習慣病を放っておくと、動脈硬化が進行して、別の場所にまたこぶができるおそれがあります。

食事

●血圧コントロールのため、減塩が基本

●水分を十分にとろう

減塩のほか、摂取エネルギーの制限などを守って、高血圧や糖尿病、脂質異常症などをコントロールする食生活を続けます。退院時に管理栄養士や看護師から食事・栄養の指導があるので、注意点を守りましょう。

運動

●退院後の運動制限は、基本的にはない

●散歩程度から再開し、少しずつ活動的に

生活習慣病の改善には、ウォーキングやジョギング、サイクリングなどの有酸素運動が効果的です。本格的なスポーツは、事前に外科医に許可をもらい、運動強度や種類を確認しましょう。

注意! こんなときは事前に相談を

●歯を抜くとき

●別の病気で手術を受けるとき
（虫垂炎、胆のう炎、消化器のがんなど）

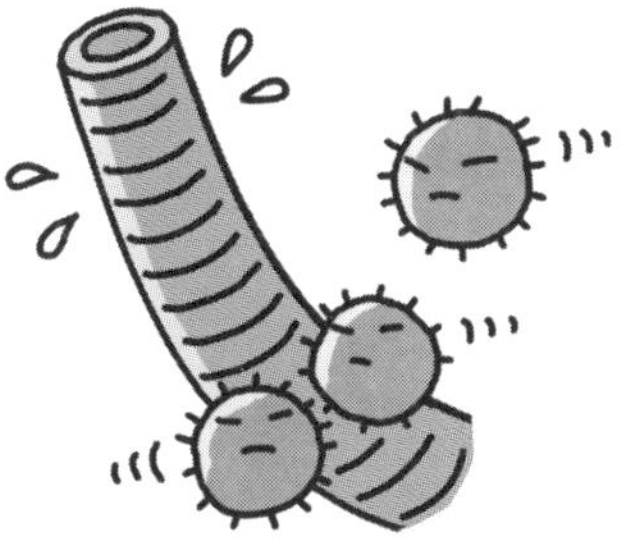

人工血管やステントグラフトは感染に弱い

頻度はまれですが、血液中に細菌が侵入すると人工血管やステントグラフトに感染が起こる危険があります。抜歯や手術のときなどは事前に外科医などに相談を。抗菌薬を服用するなどして感染を防ぎます。

したがって、引き続き動脈硬化の要因となる病気の治療と禁煙を続けることが重要です。かかりつけ医のもとで生活習慣病の治療を続けましょう。

気をつけたいのは、高血圧と脂質異常症です。糖尿病があると感染症にかかりやすいため、血糖コントロールも必須です。

手術後の定期検診

手術部位や大動脈全体を定期的に確認

人工血管やステントグラフトで手術しても、それで終わりではありません。異常がないかどうかを定期的に検査し続ける必要があります。

検診の目的

大動脈瘤は、再発しても自覚症状がないので、CTなど画像検査でのチェックが欠かせません。ステントグラフトを入れた場合は、手術部位の確認も必要です。

人工血管置換術の人は

●別の部位への再発チェック

人工血管に置き換えた部分は、ほぼ完治しているので心配ありません。もともと高血圧や動脈硬化といったこぶができやすい条件がそろっている人が多いので、別の部位にこぶができていないか調べる必要があります。

ステントグラフト治療の人は

●エンドリークの有無

●別の部位への再発チェック

ステントグラフトと動脈壁とのあいだにすき間ができて、エンドリークが起こることがあります。手術直後だけでなく数年経過してから起こることもあるため、生涯にわたるチェックが必要です。再発チェックのため、大動脈全体も確認します。

車検のつもりで定期的なメンテナンスを

人工血管やステントグラフトの手術を受けたあとは、必ず定期検診を受けてください。人工物が体内にあるわけですから、絶対に不具合が生じないとはいえません。

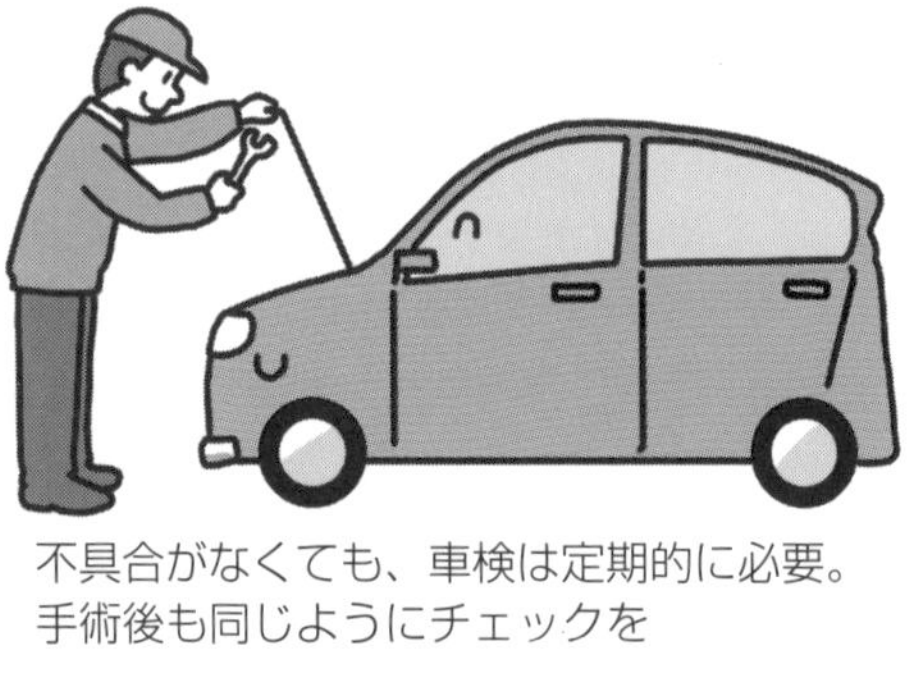

不具合がなくても、車検は定期的に必要。手術後も同じようにチェックを

検診の頻度

退院後、手術をした外科医を受診する頻度は、体の状態など必要に応じて指示されます。一般的には、術後しばらくは3〜6ヵ月の間隔です。異常がなければ、年に1回程度を目安に検査を受けます。

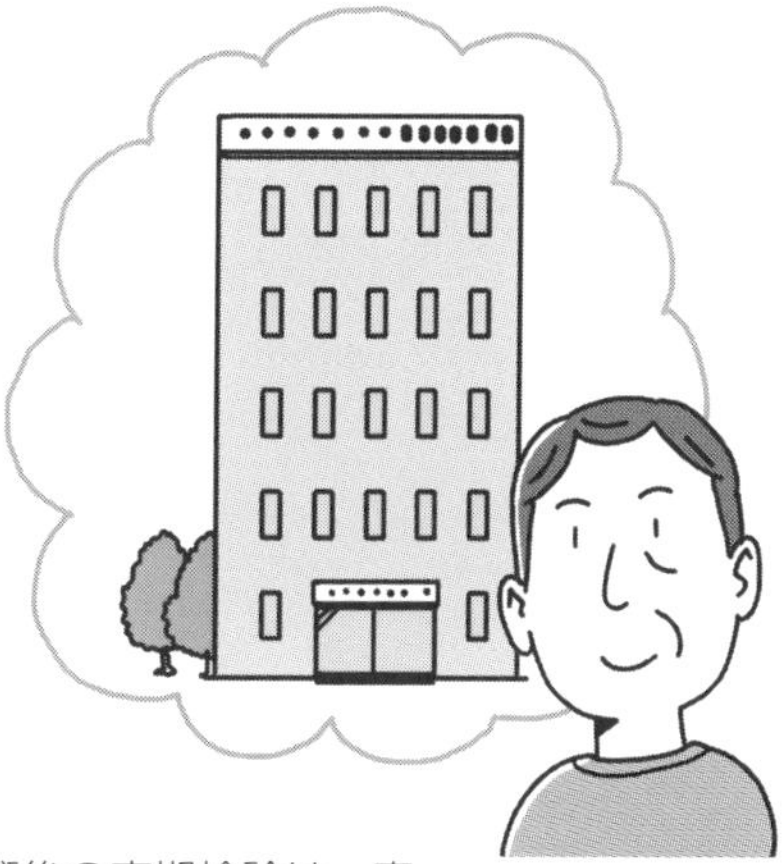

手術後の定期検診は、専門知識が必要なので手術をしてくれた外科医のもとで受けたほうがよい

手術ではこぶや裂け目だけを治しているので、別の場所に新たにこぶや裂け目が発生することもあります。もし再発や異変があれば、少しでも早く対処する必要があります。

定期検診は、自動車の車検と同じです。異常のあるなしにかかわらず、一定の期間ごとに生涯にわたり検査を受ければ安心できます。

退院後

↓

3〜6ヵ月に1回

術後は回復の状態を見るためにも、やや短い間隔で検査を受けて状態を確認します。何らかの異変が見つかった場合は、医師の指示でもっと短い間隔で検査することもあります。

異常なし

↓

1年に1回程度

異常がなければ、1年に1回程度で済みます。再発などのチェックが主な目的で、特にステントグラフト治療の人は重要です。もし再発しても、すぐには大きくならないので、検査は1年に1回で大丈夫です。忘れずに受診しましょう。

↓

生涯続ける

再発したとき

またこぶができても何歳でも治療できる

人工血管でもステントグラフトでも治療後に再発するリスクがあります。定期検診はそのためにあるのですが、もし再発しても治療は可能です。

手術か薬かの判断は1回目と同じ

再発時も、治療法の判断基準は1回目と同じです。大きければ手術を検討しますし、小さければ薬で拡大を防ぎながら経過を観察します。1回目と異なる点がないかを検査で確認し、治療方針を検討します。

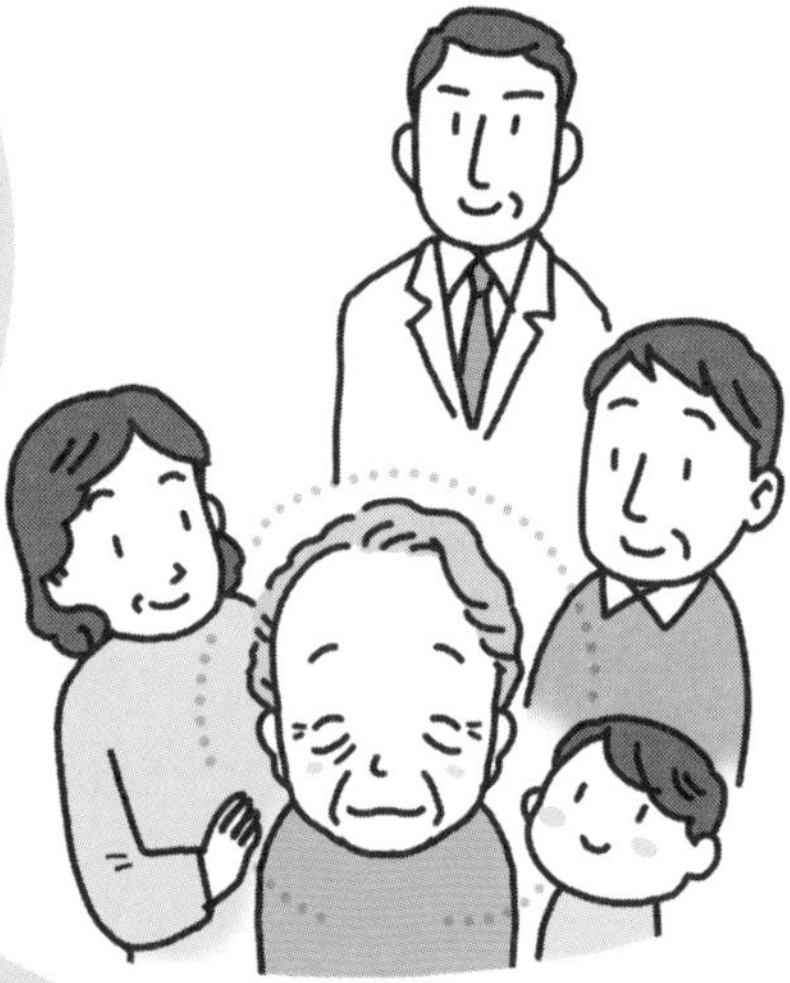

元気な人なら年齢の上限なく、手術が受けられる。体の状態を再確認しよう

体の機能や年齢を再検討する

大動脈瘤はもともと高齢の人に多いので、前回よりも年齢を重ね、持病の状態や全身状態も変化しています。治療の選択肢も変わることがあるので、その点を検討します。

1回目の部位との位置関係も重要

1回目に治療した部位と近い場合は、1回目の治療法によって2回目の治療の選択肢が限られることもあります。どこにこぶが再発したかがポイントです。

別の部位にこぶができたら、一回目と同様に治療する

大動脈瘤の再発とは、一回目とは別の場所にこぶができることをいいます。

人工血管置換術は根治性が高く、同じ部位にこぶができることはほとんどありません。ステントグラフト治療では、エンドリークなどでこぶが再び拡大する可能性がわずかにありますが、再発とはいいません。

再発の治療も、基本的には一回目と同じです。人工血管置換術が受けられるのは多くの場合一回限りですが、ステントグラフト治療は何回でも受けられるため、再発時によく選ばれます。

手術方法は1回目を考慮する

例えば、1回目が胸で2回目はおなかだった場合、2回目の手術の選択肢にはあまり影響しません。しかし、1回目も2回目もおなか、または胸にできた場合、1回目の手術が人工血管置換術かステントグラフト治療かで、2回目の治療法の選択肢が大きく変わります。

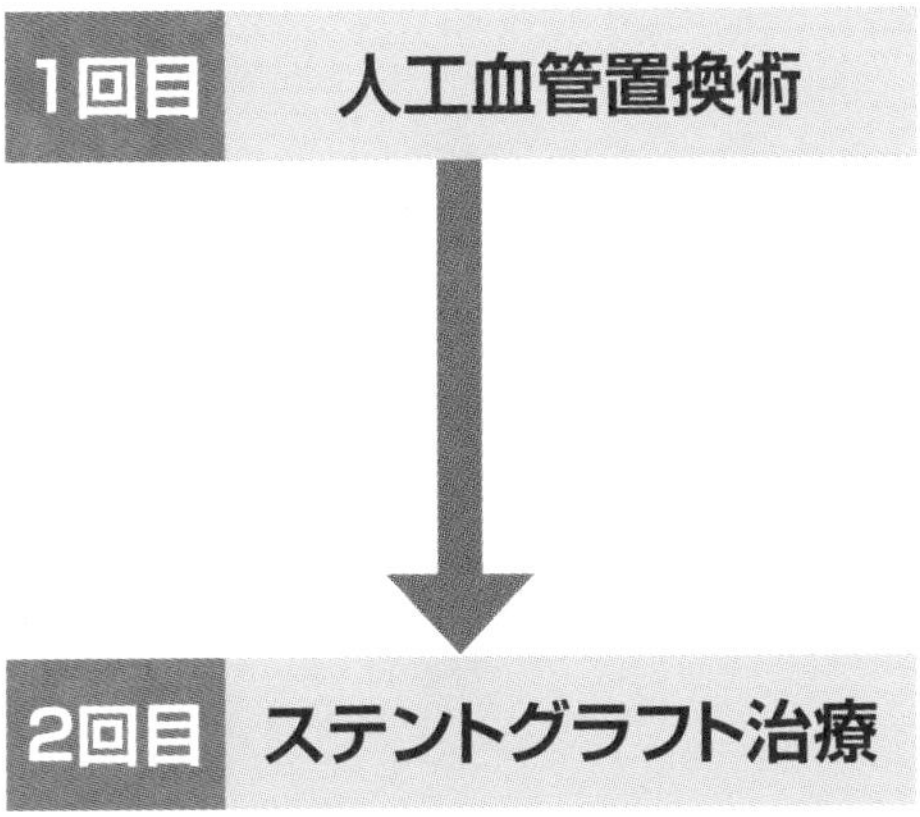

1回目に人工血管置換術を受けた場合、肺または腸などがくっつく「癒着」が起こっています。2回目の人工血管置換術は、癒着をはがしながら手術するため、1回目よりも難易度が上がり、時間も体への負担もかなりかかります。基本的には、ステントグラフト治療を中心に検討します。

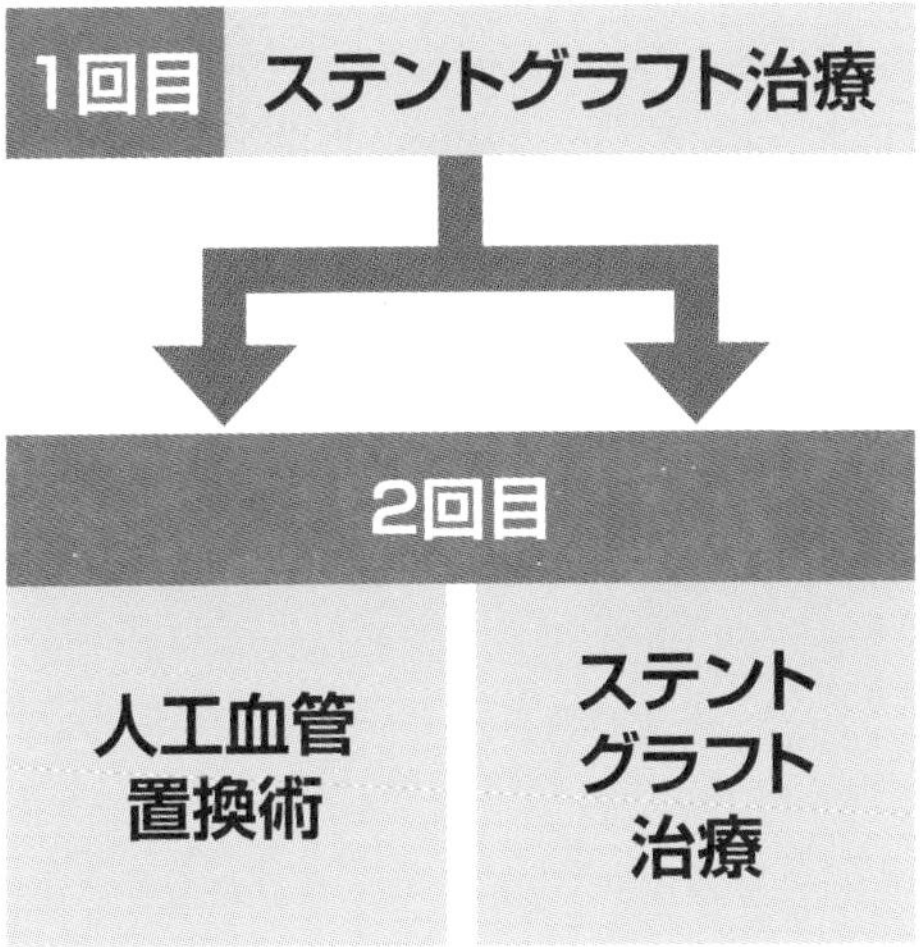

1回目がステントグラフト治療なら、胸やおなかを切り開いていないので、再発時にはどちらの手術方法も受けられます。こぶの位置や全身状態、年齢などをもとに、1回目と同様に判断していきます。

COLUMN

手術が決まったら医療費の公的制度を確認

手術は高額になるので医療費の補助を活用する

大動脈瘤と大動脈解離の、手術と入院にかかる費用は高額です。おおまかに計算すると、自己負担額（三割）でも五〇万～一〇〇万円近くになり、食事代なども別途かかります。

しかし日本の健康保険には、負担を軽減できるありがたい制度があります。まず「高額療養費制度」です。医療機関や薬局などで支払う医療費が一ヵ月で上限額を超えると、超過分を返還してもらえます。上限額は年齢と所得によって異なります。

申請には医療機関の領収書が必要になりますので、捨てずに保管しましょう。

窓口での支払額を抑えるには

高額療養費制度でも、窓口での支払いは高額になり、払い戻しまでに数ヵ月かかります。事前に医療費が高額になることがわかっていたら、「限度額適用認定証」が利用できます。

加入している健康保険に申請すると、認定証が送られてきます。入院時に医療機関の窓口に健康保険証と一緒に認定証を提出すると、支払う金額を上限額までに抑えることができます。

手術が決まったら医療機関の窓口に相談し、早めに手続きしておきましょう。

▼高額療養費制度のイメージ

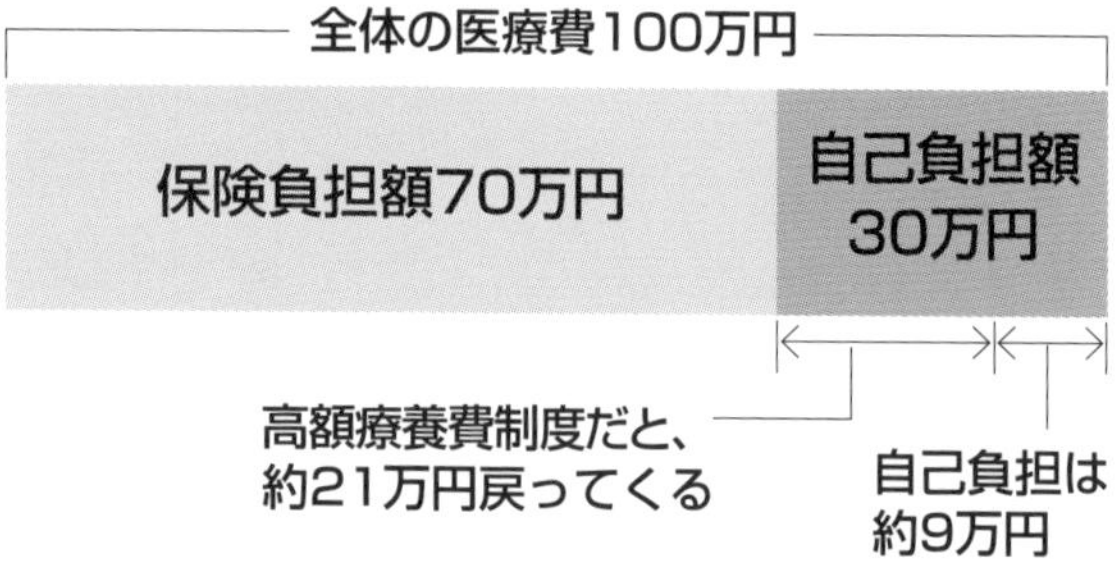

上記は、70歳以上、年収370万～770万円で3割負担の場合。医療費が100万円かかる場合、3割負担だと窓口での支払いは約30万円。高額療養費制度や限度額適用認定証を利用すれば、自己負担は約9万円で済む

健康ライブラリー イラスト版

大《だい》動《どう》脈《みゃく》瘤《りゅう》と大《だい》動《どう》脈《みゃく》解《かい》離《り》が
よくわかる本《ほん》

2020年3月24日 第1刷発行

監　修　大木隆生（おおき・たかお）
発行者　渡瀨昌彦
発行所　株式会社講談社
東京都文京区音羽二丁目12-21
郵便番号　112-8001
電話番号　編集　03-5395-3560
販売　03-5395-4415
業務　03-5395-3615
印刷所　凸版印刷株式会社
製本所　株式会社若林製本工場
N.D.C. 494　98p　21cm

ISBN978-4-06-519028-9

■監修者プロフィール
大木 隆生（おおき・たかお）
東京慈恵会医科大学外科学講座統括責任者、血管外科教授。1962年生まれ。東京慈恵会医科大学医学部卒業。同大附属病院、米国アルバート・アインシュタイン医科大学モンテフィオーレ病院血管外科部長及び同大血管外科学教授を経て、現職。専門は血管外科、特に大動脈瘤、閉塞性動脈硬化症。日本外科学会理事、日本心臓血管外科学会理事、日本血管内治療学会理事長などを務める。日本心臓血管外科学会他『大動脈瘤・大動脈解離診療ガイドライン（2011年改訂版、2020年改訂版）』作成に携わる。Best Doctors in NY、『Newsweek 日本版』の「米国で認められた日本人10人」「世界が尊敬する日本人100人」、『文藝春秋』の「日本の顔」などに選ばれた経歴と多数の特許を有する外科医。高知県観光特使。著者は『医療再生　日本とアメリカの現場から』（集英社新書）。

■参考文献

日本心臓血管外科学会他『大動脈瘤・大動脈解離診療ガイドライン（2011年改訂版）』

大木隆生・監修「動脈疾患」『イヤーノート2020　内科・外科編』メディックメディア

大木隆生・協力「大動脈瘤の破裂を防ぐ『ステントグラフト術』」『ニュートン別冊　人体完全ガイド』ニュートンプレス

大木隆生『腹部大動脈瘤ステントグラフト内挿術の実際』『胸部大動脈瘤ステントグラフト内挿術の実際』医学書院

●編集協力　重信真奈美、オフィス201
●カバーデザイン　松本 桂
●カバーイラスト　長谷川貴子
●本文デザイン　新谷雅宣
●本文イラスト　渡辺裕子、千田和幸